# vientre plano

Anne Dufour

MARABOUT

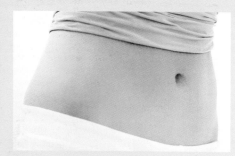

1 >>> 20 CONSEJOS

# índice

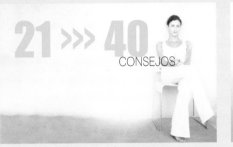

**21 >>> 40** CONSEJOS

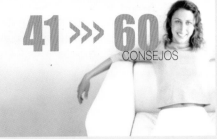

**41 >>> 60** CONSEJOS

# introducción

## vientre plano... un objetivo ¡al alcance de todas!

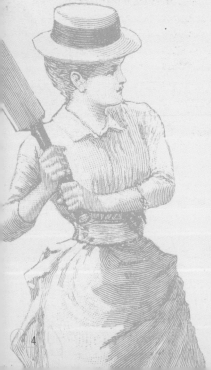

Un vientre plano es un vientre sano y con tono muscular. Si no está plano, es que sufre y/o que los abdominales no trabajan lo suficiente.

Si sufre, o bien está mal alimentado y no digiere adecuadamente, o padece considerables variaciones hormonales, o está desequilibrado por el estrés, ciertos medicamentos o incluso hábitos de vida nocivos. Para que no cobre venganza, hay que alimentarlo como es debido, no hacer bilis por pequeñeces, transpirar lo suficiente durante los ejercicios, los cuales se recomiendan de manera amplia, y ayudarse discretamente con múltiples trucos. ¿Acaso es complicado?

Entonces, ¿por qué tantas mujeres padecen del llamado "colon irritable", es decir, que su colon ya no soporta nada y lo manifiesta triplicando su volumen? ¿Por qué una de cada dos mujeres no está satisfecha con el aspecto de su vientre?

Porque si bien la teoría es simple, todo se complica con la realidad de la vida. En particular cuando se sabe que los sentimientos nacen en las vísceras y que nuestro vientre no es otra cosa sino nuestro segundo cerebro. A tal punto que los neurogastroenterólogos lo llaman *little brain* (pequeño cerebro) y se interesan cada vez más por sus estados de ánimo.

## El reconocimiento del vientre

Humor de perros, infecciones repetitivas, dolores de espalda, sueño alterado, celulitis, cutis apagado, afecciones de la garganta… un buen número de estas molestias proviene de nuestro vientre, al cual desdeñamos sin preocuparnos mucho por su pobre suerte. Sin embargo, cuando nos enteramos de que nuestro aparato digestivo está poblado por cerca de 10 mil millones de bacterias, y que va a tratar y a reciclar 60 toneladas de alimentos y 50 mil litros de líquido hasta que exhalemos nuestro último suspiro, ya le mostramos más respeto. Y sobre todo, resulta fácil imaginar que si ese mundillo se deteriora, entonces todo el organismo funcionará mal. Así, por más que comamos todo lo necesario y en el orden correcto, si nos faltan bacterias para asimilar los nutrientes ¡tarde o temprano nos veremos afectadas! Por lo tanto, el primer punto es que debemos alimentar nuestro vientre con lo mejor y tratar bien a las colonias de bacterias ahí instaladas.

## ¡Mañana regreso al gimnasio!

Entre el alimento ingerido y la energía que obtendremos de él transcurren 24 horas y un número incalculable de operaciones diversas y altamente sofisticadas. Los órganos digestivos y glandulares involucrados en este proceso son el estómago, el intestino delgado, el colon, el bazo, el páncreas, el hígado y la vesícula biliar. Y en cada comida el milagro se reproduce. Como mínimo, se debería haber protegido a esos fantásticos órganos bajo un esqueleto, pero no es así: únicamente son nuestros músculos abdominales los que alojan a esos trabajadores infatigables. Estos músculos, además de cumplir la función de sostener nuestras vísceras, participan, junto con el diafragma, en la respiración. A cada inhalación el diafragma desciende, empujando a las vísceras, a las cuales sólo puede sostener una banda abdominal musculosa. Si está mal cuidada, la banda no puede retener nada más, y el contenido del abdomen tiende a caer hacia adelante.

De este modo, no sólo los cánones estéticos pasan a segundo plano, también sufre la espalda. Por lo tanto, es indispensable reconciliarse con su cuerpo para alcanzar el objetivo propuesto. No hay milagros. Debemos trabajar para conservar la forma y perder grasa. Y, por supuesto, los abdominales no son la única opción. Hay que hacerlos trabajar, pero también reafirmarlos y hacer participar a todo el cuerpo. Es inútil postergar por más tiempo la compra de un par de zapatos deportivos: cada día que pasa es un día perdido. Entonces, el segundo punto es hacer ejercicios para reforzar los abdominales y realizar una actividad deportiva constante para tonificar todo el cuerpo.

## El *blues* de la estación de depuración

Cuando el estrés se digiere mal, el vientre se bloquea, y la evacuación se dificulta. También sucede lo contrario: si nuestro sistema hepático biliar, que es nuestra estación de depuración, se ve desbordado por contami-

nantes, los esconde bajo la alfombra, es decir: donde puede. Resultado: una se siente mal y entonces aparecen las migrañas, los comedones (barritos) y la fatiga. Esto es lo único que faltaría para empezar con ideas negativas. Ahí viene el tercer punto: haga limpieza en sus vísceras regularmente si no desea encarar una sublevación generalizada y una dimisión colectiva del colon, del estómago y del sistema digestivo en su conjunto. Piense también, sobre todo, en que el cerebro y el vientre se hallan tan estrechamente ligados que a menudo se comunican sin que usted se entere. Por casualidad, ¿no tendrá usted exceso de estrés? Sepa que su vientre no se hará plano más que cuando su barómetro interno esté en buenas, o por lo menos regulares, condiciones. Por una vez ¡véase el ombligo!

## Años verdes

Por último, está el tiempo que transcurre. Al cabo de los años, se vuelve más difícil mantener el rumbo, conservarse como sílfide, no acumular grasa. El gran baile de las hormonas está en la mira, y un suplemento hormonal bien llevado es probablemente la piedra angular del éxito. Pero un tratamiento de este tipo nunca reemplazará una buena caminata cotidiana, obligatoria más que nunca alrededor de los cincuenta años. En esas condiciones, es perfectamente posible conservarse delgada, activa y con un vientre plano.

# ¿cómo utilizar este libro?

Este libro propone un programa a la medida de sus necesidades que le permitirá enfrentar el problema que le afecta. Consta de cuatro etapas:

• **Un test** preliminar le ayudará a analizar la situación.
• **Los primeros 20 consejos** le permitirán actuar en su vida diaria para prevenir los problemas de manera eficaz y mantenerse en forma.
• **20 consejos un poco más precisos** la guiarán para saber más y enfrentar las dificultades a medida que se manifiesten.
• **Los últimos 20 consejos** están reservados para los casos más difíciles, cuando la prevención y las soluciones alternativas ya no bastan.
**Al final de cada segmento de consejos**, una persona que enfrenta el mismo problema que usted relata y comparte su experiencia.

Puede seguir rigurosamente este recorrido guiado, poniendo en práctica los consejos, uno tras otro. También puede tomar de aquí y de allá las recomendaciones que considere más adecuadas para su caso en particular, o que sean más fáciles de aplicar en su vida cotidiana. Finalmente, puede seguir las instrucciones en función de su situación: ya sea como simple prevención o para tratar un problema manifiesto.

## ●●● A MANERA DE GUÍA

> **Los pictogramas al pie de la página le ayudarán a identificar todas las soluciones naturales que están a su disposición:**

**Fitoterapia, aromaterapia, homeopatía, flores de Bach:** respuestas de la medicina alternativa para cada situación.

**Ejercicios sencillos** para prevenir los problemas fortaleciendo su cuerpo.

**Masajes** y técnicas al servicio de su bienestar.

**Todas las claves** para descubrir soluciones a través de la alimentación.

**Consejos prácticos** que podrá adoptar diariamente para prevenir antes que curar.

**Psicología, relajación, zen:** consejos para hacer las paces consigo misma y encontrar la serenidad.

> **Un programa completo para resolver todos sus problemas de salud.**
**¡Ahora le toca a usted!**

# ¿por qué no está plano su vientre?

Lea las siguientes afirmaciones y elija entre las opciones **A, B** o **C** según sea el caso.

| ¿usted desayuna? | A | sí |
| | B | no |
| | C | de vez en cuando |
| Le duele el estómago | A | nunca |
| | B | rara vez |
| | C | a menudo |
| "Pica" entre comidas | A | rara vez |
| | B | a menudo |
| | C | todo el día |
| Acostumbra comer... | A | alimentos frescos |
| | B | depende del día |
| | C | platillos preparados |
| Digiere mal, se siente inflamada | A | rara vez |
| | B | a menudo |
| | C | después de cada comida |
| Duerme | A | ¡muy bien, gracias! |
| | B | más o menos bien |
| | C | realmente mal |
| Se salta comidas | A | rara vez |
| | B | en ocasiones |
| | C | a menudo |
| Hace ejercicio | A | varias veces por semana |
| | B | durante las vacaciones |
| | C | nunca |

| Tiene hijos | A | no |
| | B | uno |
| | C | varios |
| Su edad está entre | A | 20 y 30 años |
| | B | 30 y 45 años |
| | C | más de 45 años |
| Cuando se irrita | A | respira profundamente |
| | B | come fruta |
| | C | bebe y/o fuma |
| Tiene kilos de más | A | no |
| | B | unos cuantos |
| | C | bastantes |

Si obtuvo una mayoría de respuestas **A**, lea preferentemente los consejos **1** a **20**.

Si obtuvo una mayoría de respuestas **B**, consulte directamente los consejos **21** a **40**.

Si obtuvo una mayoría de respuestas **C**, lea urgentemente los consejos **41** a **60**, ¡es hora de actuar!

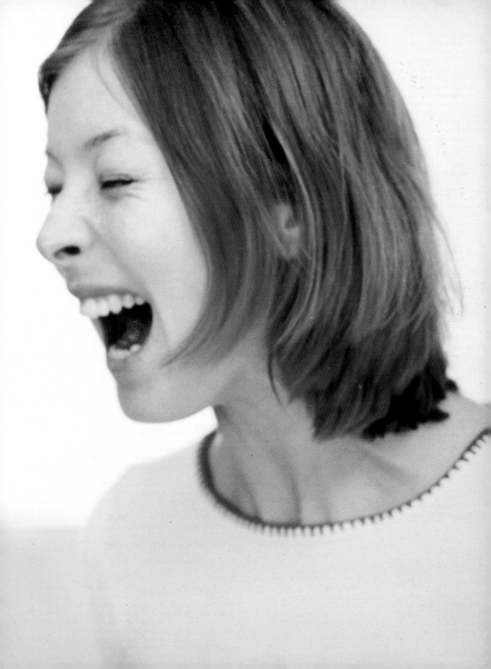

>> Sin saber realmente por qué, usted se ha descuidado última-
mente y su silueta lo resiente. **Le parece que su vientre se nota
demasiado,** y hace mucho tiempo que no la han felicitado por su
aspecto deportivo.

>>>> Sin embargo, **no tiene la impresión de comer tan mal,** de
estar nerviosa o de haber subido mucho de peso. Cree que bas-
taría con muy poco para tener el vientre plano.

>>>>>> ¡Vamos, sólo se trata de un periodo algo difícil! Siguiendo
algunos consejos simples, pero eficaces, **todo puede regresar a la
normalidad rápidamente.**

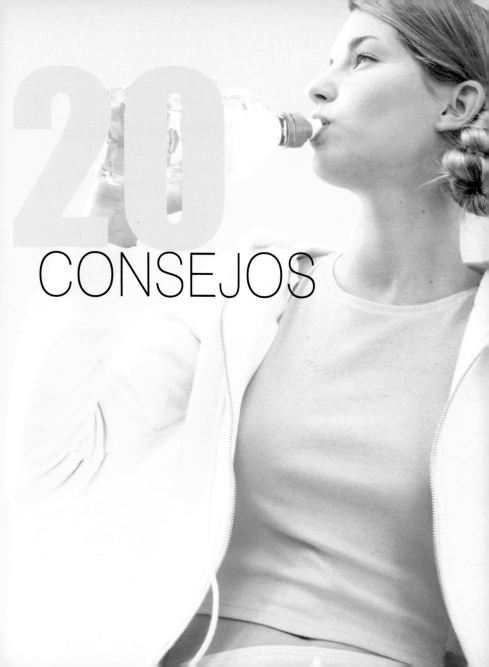

# 20 CONSEJOS

# 01

## póngase derecha

Las lecciones de postura de antaño tenían razón. Ponerse derecha y meter el vientre indudablemente mejora la silueta. Pero no olvide respirar profundamente... ¡sacando el vientre esta vez!

### Derecha como una escoba

Una buena postura es esencial para evitar tener el vientre hacia afuera. No sólo su imagen está en peligro, sino también sus vísceras, incluso su columna vertebral. Para crecer algunos centímetros y tener una silueta deportiva, basta con ponerse derecha. Con la cabeza alta y la mirada hacia adelante, inmediatamente se luce una nueva postura. Mantenerse

●●● PARA SABER MÁS

> Si desea desinflamarse, primero debe respirar profundamente. El aire nuevo saca al aire contenido en las vísceras.

> Sólo la respiración profunda moviliza el transverso, un músculo que parte de las vértebras que se encuentran a la altura del talle y que sostiene las vísceras. En una exhalación profunda, se estimula el transverso y los órganos digestivos.

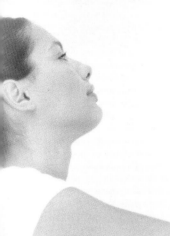

Lo mismo sucede si siente que la espalda se crispa tras permanecer largo rato sentada o si se le dificulta levantarse. Haga rápidamente algunos estiramientos para no adoptar de manera automática una mala postura.

Cuando permanezca de pie, imagine que está suspendida del cielo por un hilo que parte de la cima de su cráneo. Al erguir la cabeza, se endereza el cuerpo y el vientre se mete automáticamente. Pero ¡cuidado!, esta contracción no debe realizarse todo el tiempo. En efecto, molesta la digestión por una parte, y por la otra impide la respiración profunda. Lástima, porque esta última evita el estrés y a menudo permite desinflamar el vientre hinchado por los nervios.

derecha también significa no apoltronarse en un sofá mullido, sino preferir una silla, con la espalda pegada al respaldo para ejecutar los músculos del vientre y de la espalda.

## La cabeza en las nubes

No confunda una postura erguida con una espalda rígida. Al contrario, si ésta da señales de rigidez, hay que trabajarla para darle flexibilidad.

> **Resultado: se mejora el tránsito intestinal, usted se relaja, ¡y el vientre se desinflama como por arte de magia! No es raro perder una talla de ropa sólo porque nos ponemos a respirar bien.**

 EN POCAS PALABRAS

* ¡El vientre está ligado al resto del cuerpo! Póngase derecha y él también lo hará.

* Piense también en respirar profundamente, relajando por completo el vientre.

* ¡La respiración profunda puede hacerle perder una talla!

**02**

## hágase una prueba

La prueba del pellizco es probablemente la mejor y más simple manera de detectar el exceso de grasa, mientras que la prueba del esfuerzo indica la calidad de sus músculos abdominales. Realice ambas pruebas sin hacer trampa y no olvide practicarlas regularmente para evaluar sus avances.

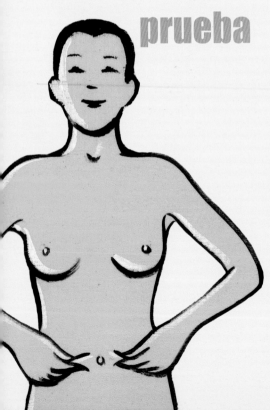

### La prueba del pellizco (o del pliegue)

Basta con ponerse de pie y pellizcarse el pliegue que atraviesa horizontalmente el ombligo. Si su peso es normal, este pliegue es muy discreto. Incluso a veces es difícil pellizcarlo. Si tiene demasiada grasa en el abdomen, el pliegue se vuelve importante. Para ser más precisos, si se limita a 10 milímetros, desaparecerá con una actividad deportiva constante. Si es mayor, hay que poner en marcha un plan que incluya ejercicio, dieta y estrategia antiestrés.

# La prueba del esfuerzo

Tan simple como elocuente, la prueba del esfuerzo se realiza directamente en el suelo. Sentada con las piernas rectas, inclínese ligeramente hacia atrás. Estire los brazos hacia adelante levantando las piernas, que deben estar siempre derechas. Conserve la postura y cuente el tiempo: si soporta 25 segundos o más, está bien. Si soporta menos de 5 segundos... hay mucho trabajo por hacer.

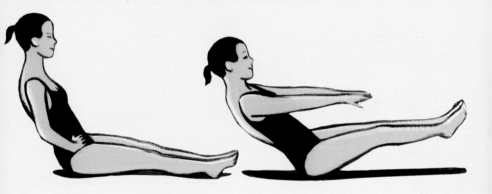

> Estas pruebas son esenciales para tomar conciencia del estado de su banda abdominal.

> Permiten, asimismo, precisar la situación de esa pequeña masa de grasa que desaparecerá más fácilmente al visualizarla como es, y no como una se la imagina.

> Ánimo: nadie puede atacar realmente un problema sin conocerlo bien.

EN POCAS PALABRAS

* Antes de comenzar un programa, es esencial analizar la situación.

* Nunca es demasiado tarde para ocuparse de su banda abdominal.

* Se pueden tener abdominales débiles y no tener sobrepeso, y viceversa.

# 03

## adopte la cronobiología

"Desayuno de rey, almuerzo de príncipe y cena de pobre" es la regla que debe adoptarse de una vez por todas tomando en cuenta la cronobiología, o el arte de respetar los horarios de nuestra biología interna, que se ha perfeccionado recientemente.

### Hormonas matutinas

Para conservar la línea, es mejor comer copiosamente en la primera parte del día, y poco por la noche. Este fenómeno, constatado en repetidas ocasiones, se explica por nuestras variaciones hormonales. Durante la mañana se secretan, al mismo tiempo, tanto una hormona que favorece el aumento de peso (insulina) como otra que obstaculiza ese proceso

● ● ● PARA SABER MÁS

> La cronobiología es una disciplina médica poco conocida aún. Se trata, de hecho, de la ciencia de los ritmos biológicos que rigen naturalmente nuestra vida cotidiana en función de nuestros relojes biológicos internos, los cuales están sometidos a ciclos casi inamovibles.

> De la cronobiología nace la cronoterapia, que no es otra cosa que el arte de administrar los medicamentos en el momento más propicio para el organismo.

(glucagón). Entonces, el desayuno no provoca ni ganancia ni pérdida de peso. Por el contrario, durante la noche la insulina se secreta mucho antes que el glucagón. Por lo tanto, la primera hormona tiene tiempo de inducir el almacenamiento de nutrientes antes de que su impulso sea detenido por la segunda.

## Más a menudo durante menos tiempo

Se sabe ahora que al repartir los alimentos en cinco e incluso seis ingestas por día, hay menos riesgo de subir de peso. No se trata de "picar", sino de comer menos en cada colación o minicomida. En efecto, cuando se consumen pequeñas cantidades de calorías (puede tratarse de grandes cantidades de alimentos como verduras crudas, por ejemplo) en varias ocasiones, todo un sistema se opone al almacenamiento. En concreto, la hora del desayuno es la más apropiada para los festines: todo o casi todo se digiere y utiliza. Al mediodía, comer bien no significa comer grasas; es el momento menos indicado para asimilarlas. La cena deberá incluir, sobre todo, prótidos que se asimilen fácilmente (carnes blancas, pescados) y cereales.

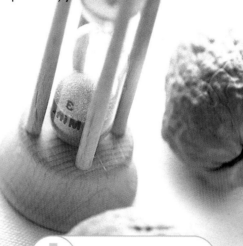

> El profesor Jaber Danguir, de Túnez, ha observado a los musulmanes durante el ayuno del Ramadán. Aunque sólo se alimentan por la noche, suben de peso. Otros estudios muestran que el alimento que se toma al mediodía no tendrá las mismas consecuencias metabólicas si se come por la noche.

EN POCAS PALABRAS

* Nuestras hormonas de almacenamiento se secretan, sobre todo, durante la noche.

* Es mejor hacer cinco comidas frugales que tres copiosas.

* Se puede comer lo que uno quiera por la mañana, pocas grasas al mediodía, y algo ligero por la noche.

# 04 haga el ejercicio del puente

Aunque este ejercicio es extremadamente simple, resulta muy eficaz para aprender a colocar correctamente el abdomen. Sus músculos trabajan de forma permanente gracias a la respiración, por lo que no es necesario calentarlos.

**El puente estático:** colóquese en la postura del puente: con los brazos y muslos en posición vertical, el vientre contraído, la espalda y la cabeza horizontales y las manos hacia adentro o hacia afuera. Deje caer el vientre, luego súmalo. Exhale, siempre con el vientre contraído. Cuente hasta siete antes de relajarse. Este ejercicio es muy fácil de practicar. Permite adquirir la costumbre de meter el estómago.

**El puente derecho:** retome la postura del inicio. Contraiga los abdominales y tienda un brazo hacia adelante. Cambie de brazo. Este ejercicio, algo más difícil, involucra los músculos de la espalda y los abdominales.

Ayuda a mantenerse erguida. El "temblor" del vientre significa el trabajo de los abdominales. Si se generaliza este temblor, hay que detenerse.

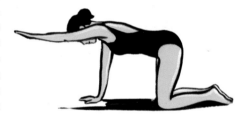

● ● ● ● PARA SABER MÁS

> **Tome en cuenta que hay días en que no estamos en forma.**
> **No se extralimite. Las tendinitis, las elongaciones musculares y otras distensiones pueden ocurrirle a cualquiera.**

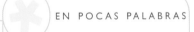

EN POCAS PALABRAS

* El puente nunca debe lastimar la espalda.

* No repita un ejercicio más de dos o tres veces si es novata.

# 05 deje de fumar

Es sabido que dejar de fumar puede provocar un aumento de peso, pero pocos saben que el tabaco ¡es un gran enemigo del vientre plano!

**Hipoglucemia y mala digestión:** el tabaco es nocivo para nuestra belleza en varios sentidos. En primer lugar, libera las reservas de glucosa contenidas en el hígado, con lo cual éste vuelve a poner el azúcar a circular en la sangre. A la larga, eso puede provocar hipoglucemias y, sobre todo, fatiga en todo el organismo. Además, el tabaco altera las secreciones digestivas, sobre todo si se consume durante o justo después de los alimentos. La hinchazón y las flatulencias son inevitables.

**¡Déjelo hoy!** Usted lo sabe: cada cigarrillo es nocivo y pensar que dejar de fumar engorda es una falacia. Por un lado, sólo uno de cada tres ex fumadores engorda y, por otra parte, significa el regreso al peso "normal". La situación se estabiliza en un periodo de seis meses.

● ● ●  PARA SABER MÁS

> Al dejar de fumar se aconseja evitar ciertos alimentos que provocan ansiedad. Es el caso del café, el té, las especias, las sodas (sobre todo de cola) y las bebidas con alcohol.
> Reduzca al mínimo el consumo de grasa y azúcar. Así ya no tendrá excusas: no hay ninguna razón para subir de peso.

EN POCAS PALABRAS

∗ El tabaco afecta la digestión y provoca hipoglucemias.

∗ Dejar de fumar es uno de los principales consejos de belleza.

## 06

## elija la ropa adecuada

*El look* también cuenta. Mientras obtiene un vientre plano como una tabla, adopte las formas y los colores que disimulan lo que sobresale y elimine despiadadamente aquello que la haga parecer gorda, o más pequeña, o que no le favorezca.

### En gustos y colores

Es bien sabido que cuando se desee esconder algo, no hay que atraer las miradas. Desde siempre, los profesionales de la moda han hecho malabares con los colores oscuros, especialmente con el negro, y con las telas más sobrias posibles para vestir a las mujeres que no son esbeltas. Los materiales sintéticos ofrecen hoy en día un buen número de posibilidades para aparentar tener más centímetros donde usted ya sabe. Otro gran concepto: la

● ● ● PARA SABER MÁS

> Los accesorios y el maquillaje también cuentan. Puede utilizar perlas, joyas, todo. Maquíllese enfatizando los ojos o la boca.

> En cuanto a los zapatos, trate de no usar tacones altos para que su silueta no se vea desproporcionada.

ropa de hombros anchos adelgaza el talle, y los coordinados (arriba y abajo) alargan la silueta.

## ¡Evite las fantasías!

Los especialistas del _look_ recomiendan a las mujeres gruesas elegir pantalones amplios. Aconsejan coordinarlos con una chaqueta larga sin hombreras... Si tiene grasa por todo el cuerpo, evite la ropa demasiado vistosa, como la que tiene flores grandes o rayas. Debe eliminar las mallas, las faldas o los vestidos entallados, sobre todo si son cortos o tienen _lycra_ ®. También quedan prohibidos impermeables con cinturón, chaquetas cortas, bikinis, suéteres y las camisetas demasiado cortas, pantalones y blusas de cintura ajustada, los grandes suéteres gruesos, la ropa cuyo color cambia en la cintura los pantalones muy anchos o con pliegues a la altura del vientre.

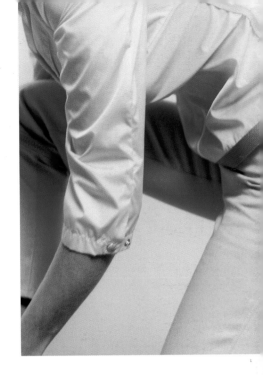

> **También puede resaltar su busto con lindos escotes. Así nadie se fijará en sus caderas...**

 EN POCAS PALABRAS

* La ropa puede cambiar totalmente el aspecto de la silueta. Elija la que disimule el vientre.

* Los comodines siguen siendo el negro y las telas con buena caída.

* Deshágase de toda la ropa que la haga ver más gorda o más pequeña.

## 07

# cálmese

**El estrés es el enemigo número uno si desea adelgazar, particularmente si se trata de la región abdominal. El vientre es el mejor barómetro: si usted está estresada, él también, y seguirá inflamándose mientras usted no se mejore.**

## El estrés engorda

Una dosis de estrés es normal para no caer en la apatía. Pero todo tiene un límite, y el estrés termina por crispar el vientre, provoca un nudo en el estómago e incluso, ¡horror!, hace subir de peso. En efecto, bajo su influencia, aunque no coma mucho, aumenta de peso. Esto se debe a que el estrés altera nuestra sensación de saciedad, así como nuestra capacidad de almacenar. A fin de cuentas

● ● ● PARA SABER MÁS

> El estrés es un enemigo oculto y extremadamente nefasto. Altera el organismo en conjunto, incluyendo al sistema inmunitario. Hay que combatirlo por todos los medios, sobre todo esforzándose por moverse para luchar contra la falsa fatiga a la que induce.

> Aprenda de una vez a reconocer el estrés y analícese. ¿Está usted agresiva, a la defensiva o deprimida? ¿Le dan ataques de hambre? ¿Tiene demasiado trabajo? ¿Descuida sus actividades personales y/o a sus seres queridos? ¿Le es difícil dormir?

nos vemos atraídas por el azúcar y la grasa justo cuando más nos cuidamos. Por otra parte, la inevitable transformación del azúcar en grasa de reserva tiene como consecuencia una reacción química: el gas, que transforma su vientre en globo aerostático.

## Serénese

Si padece estrés, hay que vigilar la alimentación pero, sobre todo, eliminar tensiones. Inscríbase urgentemente a clases de yoga, *tai-chi* o relajación; respete su tiempo de sueño, practique una actividad artística... lo que usted desee, pero ¡cálmese por favor! Recurra a las plantas: el lúpulo, la angélica, la manzanilla, la pasiflora, la melisa y el tilo le harán bien. Igualmente, los aceites esenciales de mandarina, verbena, lavanda o mejorana son excelentes sedantes: úselos en la oficina o al regresar a casa.

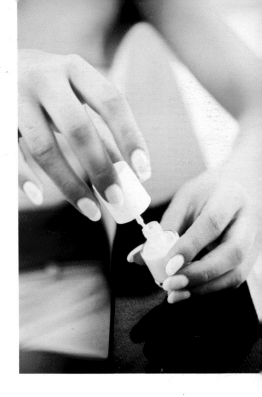

> Si respondió afirmativamente a una o varias de estas preguntas, piense seriamente en un cambio...

 EN POCAS PALABRAS

* El estrés hace engordar. Las dietas no servirán de nada si usted no se relaja.

* Las plantas, el ejercicio y la práctica de un pasatiempo permiten disipar el estrés.

* El estrés puede provocar enfermedades graves.

# 08

## aliméntese mejor

**Un poco de sentido común.** Cuando se quiere adelgazar, es obvio que se debe limitar el consumo de ciertos productos. Sobre todo hay que observar reglas generales de vida saludable. Esta visión panorámica ¡cuenta mucho más que el total calórico de los alimentos!

### Prefiera azúcares lentos y proteínas

Cualquier nutricionista insistirá en lo mismo, y con razón: limite los azúcares y las grasas, coma sobre todo azúcares lentos, fibras y suficientes proteínas. Pero también considere adoptar una dieta de "alivio intestinal". En efecto, cambiar radicalmente de alimentación de un día para otro comiendo de repente cantidades industriales de fibras, supone inflamaciones sin precedentes,

● ● ● PARA SABER MÁS

> Estos son ejemplos de menús llamados de "alivio intestinal" para dos días, poco calóricos y de preparación sencilla:
> Mañana: café, tapioca con leche, galletas con mantequilla, jamón. Mediodía: betabel o remolacha, bistec a la plancha, espagueti, ensalada de frutas, pan. Merienda: infusión, galletas de mantequilla. Noche: cerdo asado sin grasa, tomates al horno, queso manchego, plátano, pan.
> Mañana: té, tostadas con mantequilla, miel, huevo. Mediodía: pescado al horno, coditos, endivias, queso *cottage*, pera, pan. Merienda: infusión, crepas. Noche: cangrejo, berenjena, manzana al horno, pan.

¡que es exactamente de lo que está tratando de huir! Avance progresivamente procurando siempre comer un poco de cada grupo de alimentos durante el día.

## Los alimentos interesantes y los demás

Todos los productos magros deben verse con buenos ojos: leche semidescremada, pescado blanco, aves, crustáceos, cereales, frutas y verduras en general. Estos alimentos son a la vez poco calóricos y muy digestivos. Por el contrario, desconfíe de los quesos fermentados o con cultivos, las carnes grasas (cerdo, cordero), los pescados grasos (atún, salmón cocido, arenque, caballa o sarda), los huevos fritos, y también ciertos mariscos (caracoles, almejas venus), todos los platillos preparados (pizza, lasaña, quiches), las verduras crudas con mucha fibra (las cuales debe introducir poco a poco en su alimentación), las oleaginosas (nueces, almendras), las legumbres secas (salvo si son germinados), el plátano verde, los cuerpos grasos cocidos, los helados y nieves, la mayoría de los productos industrializados (consomés, sopas, salsas)… La lista de productos difíciles de digerir ¡es larga!

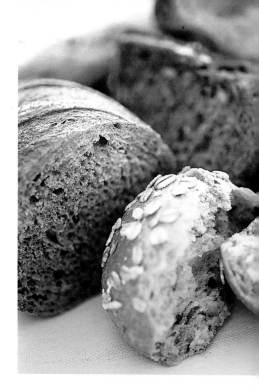

 EN POCAS PALABRAS

* Una alimentación poco grasa también se conoce como de "alivio intestinal".

* No pase de una alimentación balanceada a una de vegetales crudos al 100%.

* No sea tan severa con usted misma: no se prohíba nada, sólo limítese.

**La vida diaria es un inmenso gimnasio donde usted puede trabajar sus abdominales durante algunos segundos, ¡sin que nadie lo note!**

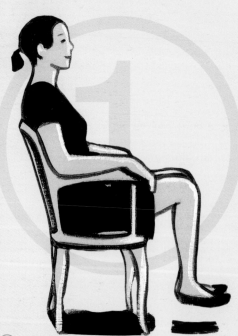

# 09
## trucos
## diarios

## Invente sus propios ejercicios

Los miniejercicios son tan eficaces como una sesión más "convencional", sin el inconveniente de requerir tiempo extra, ya que los realizará esperando el autobús, viendo la televisión, mientras está detenida en un embotellamiento. No dude en crear sus propios ejercicios en función de los medios que se encuentren a su disposición. Así, en el supermercado puede empujar el carrito hacia abajo, como si quisiera hundirlo en el suelo, o bien, detenerlo y tratar de levantarlo con el pie, manteniendo las manos sobre la barra. Incluso de pie, delante de un mueble, coloque los dos puños uno arriba del otro y apoye con todas sus fuerzas, como si quisiera bajar el mueble hasta el suelo.

### ① En un sillón
Sentada con la espalda derecha, con las manos apóyese en los brazos del sillón y suba las dos rodillas al mismo tiempo. Cuente hasta siete, descanse. Cuente hasta catorce y recomience. Si sus abdo-

minales son demasiado débiles, su cuerpo limitará instintivamente su esfuerzo y le hará levantar una rodilla después de la otra.

## ② Esperando el autobús

Levante una pierna (con algunos centímetros basta) y conserve la posición contrayendo los abdominales. Trate de levantar la pierna más alto y describa con el pie círculos o letras.

## ③ En el automóvil

Sentada con la espalda derecha, contraiga el estómago. Cuando el semáforo esté en rojo, tienda las manos hacia el volante y sujétese de él. Levante gradualmente las rodillas hasta el volante. Podrá realizar el mismo ejercicio sujetándose de una mesa.

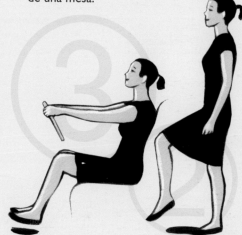

● ● ● PARA SABER MÁS

> Contraer el vientre basta para hacer trabajar los músculos abdominales, los cuales sostienen las vísceras que la gravedad hace caer.

> Acostúmbrese a contraerlo también al caminar. Eso debe convertirse en un acto reflejo.

> Esfuércese por multiplicar las ocasiones de practicar sus "trucos cotidianos": ¡la eficacia de estos movimientos está garantizada por los fisioterapeutas!

### EN POCAS PALABRAS

* Varios miniejercicios al día son tan eficaces como una sesión a la semana.

* Utilice todo lo que esté a su alcance para hacer trabajar sus abdominales.

* Notará con rapidez un abdomen con mayor tono muscular.

**10**

Cuando su vientre esté hinchado por los gases, lo primero que debe evitar es tragar aire. Los malos hábitos son a menudo la causa de verdaderos globos abdominales que desaparecen misteriosamente durante la noche...

# ¡cuánto aire!

## De origen alimenticio

El aire está concebido para entrar en los pulmones, no para que se estanque en el sistema digestivo. Ahora bien, ya sea que se trate de aerocolia (acumulación de gas en el colon), aerofagia (deglución de aire) o inflamación (aumento del volumen del abdomen por la presencia de gases), el problema es casi siempre de origen alimenticio. Usted traga demasiado aire o bien come demasiados ali-

● ● ●  P A R A   S A B E R   M Á S

> Muchas bebidas son causantes del exceso de aire en el sistema digestivo. Para empezar, no se aconseja beber demasiado durante la comida, incluso si se trata de agua. Obviamente, es peor en el caso de las bebidas gaseosas, inclusive el agua mineral con gas.

> La leche malteada (*milk-shake*) es probablemente una de las bebidas menos digestivas.

mentos indigestos que, al degradarse lentamente, provocan una fermentación.

## Las chicas golosas: ¡cuidado!

Las carnes frías contienen a menudo sustancias indigestas debidas a la misma carne y a los aditivos. Las galletas industrializadas o preparadas con ingredientes de mala calidad (grasas, hidrógenos, aditivos…) también deben evitarse. Las mezclas a base de huevos a menudo son pesadas (mayonesa, helado). Peor aún resultan los postres helados: sepa que el frío bloquea la digestión. Y recuerde los consejos del sentido común: no hable mucho al comer, no inhale aire al tragar una bebida demasiado caliente (sopa, té), y sobre todo no consuma goma de mascar. No solamente traga usted aire, sino que además, con el impulso de la saliva, el estómago secreta jugos gástricos para realizar una digestión inútil, puesto que no se está ingiriendo nada.

> La mayoría de las bebidas contiene inhibidores de la digestión: aditivos (sidra, cerveza, jarabe, sodas), taninos (vino, café, té), alcohol (bebidas alcohólicas), grasas (leche, cacao), azúcares refinados (todas las bebidas industriales dulces).

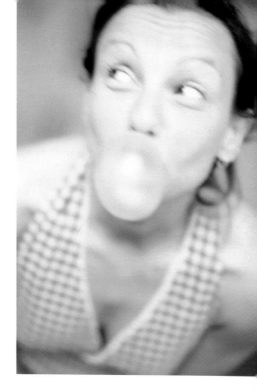

EN POCAS PALABRAS

* ¡La principal causante del exceso de aire en su sistema digestivo es usted! Tenga cuidado con los alimentos que elige comer.

* Coma con calma y evite hablar demasiado durante la comida.

* Tenga cuidado con las bebidas que le parezcan medicinales, ya que pueden hacer más lenta la digestión.

**11**

**consuma azúcares complejos**

Todas las verduras, los cereales y otros vegetales contienen muchos azúcares complejos. Esos carbohidratos, que no tienen sabor dulce, deberían constituir más de 65% de nuestras raciones alimenticias. Son preciosos aliados para adelgazar y ricos en diversos minerales.

## Dejemos que se quemen las grasas

Los carbohidratos complejos siempre van acompañados de fibras, que provocan una sensación de saciedad rápida. De igual modo, regulan el apetito manteniendo la secreción de serotonina, una sustancia importante para evitar la sensación de hambre feroz. Aumentan la combustión de calorías: el organismo las almacena con mucha dificultad, por lo que prefiere quemarlas transformando la energía en calor. Además, gracias a los

● ● ● PARA SABER MÁS

> Los carbohidratos complejos no sólo ayudan a adelgazar, también evitan aumentar de peso nuevamente, y ¡ponen de buen humor!

> Antes, los carbohidratos complejos se llamaban "carbohidratos lentos". Si bien su nombre evolucionó, la idea permanece: esos azúcares pasan lentamente a la sangre, evitando así hipoglucemias, hiperglu-

carbohidratos, se estimula la hormona tiroides T3 ¡que quema las grasas! Por último, son naturalmente ricos en nutrientes (vitaminas y minerales) y llegan a paliar así las deficiencias que a menudo se presentan cuando se está a dieta.

## ¡Azúcar en todas las comidas!

La receta para obtener suficientes carbohidratos complejos es simple: se trata de consumir absolutamente en todas las comidas frutas, verduras y/o cereales integrales. Inversamente, hay que reducir la parte de azúcares rápidos (dulces, pasteles, helados…), así como todos los alimentos refinados que se comportan de la misma manera (pastas, pan y arroz blancos, etc.). Piense también en las lentejas y los garbanzos.

Cuidado con los cereales disponibles para el desayuno, siempre demasiado azucarados, provocan lo contrario al resultado que se busca.

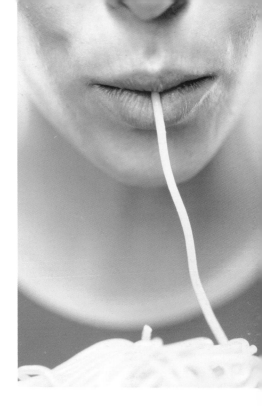

cemias y otros desórdenes que conducen a veces a la diabetes.

> Una alimentación rica en carbohidratos lentos es primordial para alcanzar el objetivo "vientre plano".

 EN POCAS PALABRAS

* Todas las comidas deben incluir frutas, cereales integrales o verduras.

* Los carbohidratos lentos deben representar más de la mitad de su alimentación.

* Hay que eliminar el azúcar blanca y los alimentos refinados.

# 12

## practique algún deporte

Durante mucho tiempo se creyó que el deporte por sí solo no ayudaba a adelgazar. Sin embargo, sin cambiar los hábitos alimentarios se puede bajar de peso, y de manera espectacular, gracias al ejercicio.

### Deporte contra gordura

El deporte actúa de diversas maneras sobre la gordura: aumenta nuestro gasto energético, moviliza tanto las reservas de azúcar como las de grasa; conserva nuestro gasto energético fundamental, ya que la masa muscular no disminuye. Además, provoca un aumento en el índice de hormonas que queman grasa, tales como la testosterona y la hormona del crecimiento, sin contar con que moldea y

● ● ●  P A R A  S A B E R  M Á S

> A menudo se recomienda practicar un deporte de resistencia. Indudablemente, el ciclismo, la natación y la caminata son actividades adelgazantes. Pero casi no se toma en cuenta que el culturismo también lo es.

> Aunque no desee parecerse a un atleta, sepa usted que por el simple hecho de hacer músculo aumentará obligatoriamente su gasto energético. En resumen, mientras más músculos se tienen, más se adelgaza.

esculpe nuestro cuerpo, lo que ninguna dieta del mundo puede lograr. Piense siempre en hacer un poco de músculo además de practicar alguna actividad física: fortalecerá músculos y, cuando duerma, su organismo utilizará las reservas calóricas antes que esa masa magra.

## Póngase calzado deportivo

Parece que el ejercicio es indispensable para perder peso, y en particular cuando se desea moldear la silueta. En esta situación, es mejor elegir un deporte que haga trabajar principalmente los abdominales… Es el caso de todas las danzas, la musculación localizada, la escalada, los deportes de combate, el patinaje… Idealmente conviene practicar cada día un deporte durante por lo menos 30 minutos. Pero una buena caminata cotidiana, cuidándose de contraer los abdominales, ya será un buen comienzo.

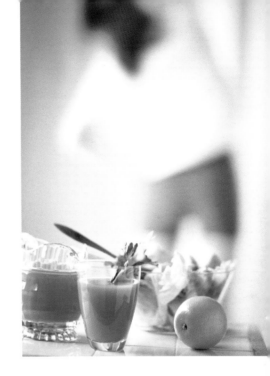

> **Además, es imposible tener una silueta deportiva sin hacer deporte. Por lo tanto, elija una actividad que le convenga para que no se desanime al cabo de una semana y pueda mantener el rumbo. Si no tiene preferencias, inscríbase en un gimnasio.**

 EN POCAS PALABRAS

* La práctica de un deporte ofrece beneficios para la salud y la estética.

* Hay que tratar de ponerse en movimiento una media hora diaria a un ritmo constante.

* El deporte no la dispensa de ejercicios específicos para mantener el vientre plano.

# 13

## cocine con aceite de oliva

**Si bien el aceite de oliva es tan graso como los otros aceites de cocina, es lo único que tiene en común con el resto de los lípidos. Los intestinos frágiles deben preferirlo a cualquier otro.**

### De digestión ligera

Hay de grasas a grasas. En general, las grasas presentes en la mantequilla o en los aceites son difíciles de digerir. El aceite de oliva es un notable contra-ejemplo. No sólo es perfectamente digestivo, sino que facilita la digestión de las otras grasas, así como de todos los alimentos pesados que pueda acompañar. Al estimular la contracción de la vesícula biliar, aumenta la producción de la bilis

● ● ● PARA SABER MÁS

> Es difícil encontrar un alimento mejor que el aceite de oliva en el arsenal especial para "vientre plano". El aceite de oliva contiene betacaroteno (precursor de la vitamina A), el cual juega un papel muy importante en la calidad de la piel. También es rico en vitamina E, antienvejecimiento.

> Además, el aceite de oliva mejora el tránsito intestinal. Numerosos médicos lo aconsejan en caso de estreñimiento debido a insuficiencia biliar. En general, de una a dos cucharadas soperas en ayunas acaban con el estreñimiento más tenaz.

que se vierte en el duodeno y el intestino delgado, donde activa la digestión de la grasa y facilita el avance del bolo alimenticio.

## Una cucharada sopera al día

Sin embargo, es inútil atiborrarse. Con una cucharada sopera al día se alcanza la cuota necesaria. Por supuesto, no hay que privarse de añadirlo a los platillos. Crudo o cocido, con todo combina. Existen incluso deliciosos postres de aceite de oliva. Piense también que si sufre de acidez gástrica, una cucharada cafetera de aceite de oliva antes de la comida la aliviará. Y no tema subir de peso: curiosamente, el aceite de oliva es un gran aliado para adelgazar, consumiéndolo en cantidades razonables por supuesto.

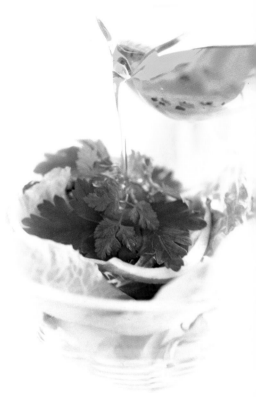

> Por otra parte, recientes investigaciones estadounidenses demuestran que el consumo regular de aceite de oliva no engorda, mientras no se ingiera en grandes cantidades.

**✳ EN POCAS PALABRAS**

✳ Consuma una cucharada sopera de aceite de oliva al día.

✳ El aceite de oliva ayuda a digerir, evita la inflamación y el estreñimiento.

✳ Conviene tanto a los alimentos crudos como a los cocinados.

**Nuestros delicados mecanismos de asimilación de líquidos a menudo se estropean, condenándonos a sufrir una hinchazón desesperante. El plan de ataque es comer toneladas de verduras –ricas en potasio–, limitar el sodio y moverse para eliminar líquido.**

**14**

**¡cuánta agua!**

## Kilos de agua

La retención de agua es un problema típicamente femenino. El estrés y el sedentarismo provocan el almacenamiento de agua; la mala circulación transforma los mares interiores en agua que se estanca; las hormonas se entrometen, y una mala alimentación termina por colmar el vaso obligándonos a acumular cada mes algunos cientos de gramos de agua, los cuales se transforman en kilos al final del año. Para reactivar el sistema hay que practicar deporte, consumir los vegetales apropiados para activar la circulación, relajarse y, sobre todo, cambiar el

●●● P A R A  S A B E R  M Á S ──────────

> Los vegetales frescos son ricos en potasio, enemigo del sodio, que les confiere virtudes diuréticas naturales. Contienen también otras sustancias vegetales en grandes cantidades, como fructosa y beta esparraguina, un elemento esencial del espárrago, por ejemplo.

> De igual modo, el pobre contenido de sodio de las frutas y verduras explica su efecto positivo sobre la eliminación renal. Los vegetales frescos activan una verdadera limpieza interna. Las mejores fuentes de potasio son los chabacanos (albaricoques) secos,

contenido de los platillos. Se consume demasiado sodio e insuficiente potasio: hay que invertir la tendencia.

## Menos sal y más legumbres

Coma menos sal. No se trata de proscribirla de sus alimentos sino, sobre todo, de evitar las preparaciones industriales, demasiado saladas y que representan 96% de nuestros aportes en sodio. Frene también los azúcares rápidos que provocan una fuga de magnesio. Por el contrario, hay que consumir frutas y verduras frescas en cada comida. Piense también en los ácidos grasos (omega 3 y 6) implicados en el equilibrio de los fluidos corporales: ¡bienvenidos los pescados grasos, el aceite de borraja y de onagra! Esos buenos hábitos le evitarán recurrir a los diuréticos.

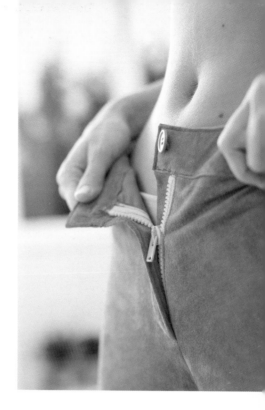

plátanos (bananas) secos, perejil, espinacas, nueces, dátiles, aguacate (palta), ajo, hinojo, champiñones, alcachofas, brócoli, papas (pero no las fritas saladas), betabel (remolacha)... De paso, también son sus mejores aliados contra la hipertensión.

# 15

## coma fibra

Un vientre plano es, antes que nada, un vientre saludable, que digiere bien. El primer hábito que debe adquirirse es incluir fibras en el menú. Pero no de cualquier manera: poco a poco, si no acostumbra comerlas.

### Tesoros de cero calorías

Deberían consumirse 30 gramos de fibras diariamente, pero la mayoría de nosotros no llegamos ni a los 10 gramos. Sin embargo, las fibras son benéficas para el tránsito intestinal. Como se llenan de agua, comemos menos y, como permiten pasar más suavemente el azúcar a la sangre, nos da menos apetito... y ¡todo por cero calorías! Las fibras son absolutamente esenciales para cualquiera que desee lucir un bello vientre plano. Pero si

● ● ● PARA SABER MÁS

> Los cereales son los líderes de los azúcares llamados "lentos". Al tratarse de alimentos completos, también figuran entre las mejores fuentes de fibra, y son ricos en vitaminas como B1, B2, B6 y E.

> Adopte la costumbre de consumir hojuelas de avena, pan integral, sémola y bacilos búlgaros. En las tiendas naturistas encontrará variedades raras y sabrosas: cebada, mijo, trigo sarraceno, centeno.

no estamos acostumbradas a consumirlas, es mejor empezar a tomarlas paulatinamente.

## Aumente las dosis

Coma diariamente frutas y verduras e introduzca progresivamente en su alimentación cereales integrales. Puede, por ejemplo, comer una o dos galletas de trigo entero por la mañana. Poco a poco, aumente sus porciones cambiando las pastas refinadas por pastas integrales, optando sistemáticamente por arroz moreno (integral). Los campeones de las frutas y verduras más ricas en fibras son: brócoli, papa (no en puré), zanahoria, col blanca, alcachofa, higo seco, dátil, manzana, pera, aguacate o palta, almendra, plátano o banana, piña, chabacano o albaricoque.

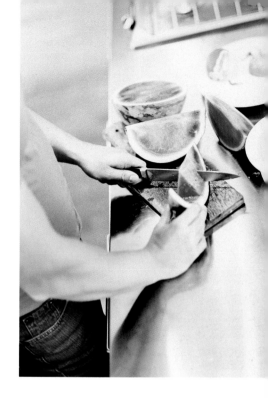

> Y si añade además leguminosas (garbanzo, lenteja, soya), obtendrá una excelente fuente de proteínas que reemplazará perfectamente a la carne. Es fácil consumir lo suficiente sin tener que recurrir a los complementos alimenticios ricos en fibras, sobre los cuales existen controversias.

EN POCAS PALABRAS

* Las fibras son saludables y contribuyen a la belleza del vientre.

* Deben consumirse fibras en cada comida.

* Introduzca progresivamente fibras en su alimentación. Los suplementos alimenticios no son aconsejables.

# 16 erradique el azúcar... y los azúcares industriales

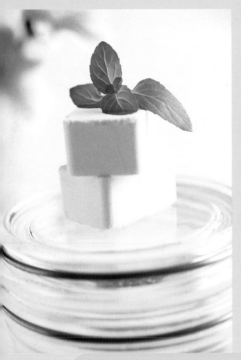

El azúcar blanca es un vacío alimenticio y tendría que eliminarse definitivamente de la lista de compras, pero los azúcares industriales no son mejores. ¿Con qué reemplazarlos?

> En Japón, la stevia representa más de 40% del mercado de edulcorantes. En Estados Unidos se utiliza desde 1995 como suplemento alimenticio.

● ● ● PARA SABER MÁS

> La stevia, planta originaria de Paraguay, también se llama "hierba dulce". Su poder endulzante es 300 veces superior al del azúcar blanco (sacarosa).

## Azúcar blanca, negros problemas

El azúcar blanca no tiene ninguna cualidad y sí muchos defectos. En las dietas para adelgazar, se ha reemplazado demasiado a la ligera con "falsos azúcares" tipo aspartame, lo que ha permitido a los fabricantes insertar "sin azúcar" en sus productos. Por desgracia, aunque esos azúcares industriales efectivamente son menos calóricos, también son poco digestivos. Así, una simple goma de mascar "sin azúcar" puede producirle inflamación durante varias horas. Sin hablar de las gaseosas o sodas *light* y otros yogures endulzados con edulcorantes sintéticos.

## Soluciones sencillas

Existen muchos azúcares naturales perfectamente edulcorantes que no presentan ninguna de las desventajas de los "falsos azúcares". Así, tenemos la miel\* (prensada en frío), el jarabe de arce (maple), el algarrobo (fruto del algarrobo), la stevia (planta notable que, en algunos países, existe incluso en forma de bombones), palma kitul (parecida al jarabe de arce), el azúcar morena y, finalmente, la fructosa, que se parece mucho al azúcar blanca, pero con propiedades más interesantes puesto que es menos calórica y su índice glucémico muy bajo evita los repuntes de insulina. Fuera de la palma kitul, todos estos productos se encuentran en los supermercados.

\* La miel se procesa de dos formas: prensada en caliente o en frío. De ambas, la más adecuada es la última, ya que, además de ser más sabrosa, conserva todas sus propiedades. La diferencia entre ambas es considerable respecto a propiedades curativas y terapéuticas.

> La stevia también se vende en forma de pastillas para endulzar el café. Pruébelas: tienen mejor sabor que los edulcorantes sintéticos sin añadir más calorías. Un comprimido de stevia totaliza 0.2 kilocalorías, contra 20 kilocalorías por cada terrón de azúcar.

EN POCAS PALABRAS

\* El azúcar blanca engorda: los "falsos azúcares" son indigestos y provocan inflamación.

\* Se puede reemplazar el azúcar por diversos productos naturales y sabrosos.

\* La fructosa es perfecta para reemplazar al azúcar blanca, incluso para cocinar.

**El alcohol tiene pocas cualidades y muchos defectos: sobre todo, la de transformarse en grasa y almacenarse precisamente en el vientre. ¿Realmente quiere parecerse a un gordo bebedor de cerveza?**

# 17
# elimine
# el alcohol

## El alcohol, causante de problemas

Si su objetivo es perder a la vez peso, vientre y celulitis, el denominador común de estos problemas es el alcohol. Sus cualidades nutritivas son muy modestas, y sus defectos demasiado visibles. Es tan calórico como las grasas (7 kcal/g contra 9 kcal/g) y, desgraciadamente, estimula la secreción de insulina. Además, aunque el vino realce el sabor de los alimentos, también tiende a engañarnos, incitándonos a comer más.

● ● ●  P A R A   S A B E R   M Á S

> En el estricto plano de la salud, los nefastos efectos del alcohol actúan en todos los sentidos: es sumamente agresivo con el aparato digestivo e induce numerosas carencias en vitaminas y minerales (vuelve más lento el funcionamiento del organismo en su conjunto), provoca pérdidas de memoria e insomnio.

> También ataca los nervios, específicamente el nervio óptico, responsable de la visión. Aumenta la presión arterial y es nefasto para el corazón.

## Desde mañana deje de beber

Si realmente le parece imposible dejar el alcohol, al menos elija un buen vino tinto, rico en taninos, que se supone reduce los riesgos de enfermedades cardiovasculares (137 kcal/25 cl). Evite de cualquier modo la cerveza (150 kcal/25 cl) y los vinos dulces (240 kcal/25 cl), que estimulan fuertemente la secreción de insulina. En cualquier caso, es mejor no beber alcohol más que durante o después de los alimentos, ya que un estómago lleno retrasa la asimilación. Trate de reemplazar progresivamente los aperitivos con alcohol por jugos de frutas frescas (ricos en fibras y vitaminas), y el vino de mesa por agua mineral. Piense en las cervezas sin alcohol (que de cualquier manera son calóricas) y prepárese bebidas agradables como té verde o una jarra de agua aromatizada con rodajas de limón u otros frutos.

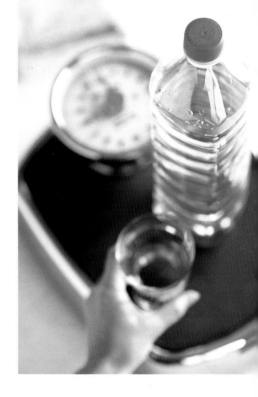

Por último, predispone al cáncer, sobre todo de laringe, esófago, páncreas y estómago.
> La dosis justa es difícil de precisar, ya que depende de cada persona. Sin embargo, en teoría las mujeres tienen menor tolerancia al alcohol.

 EN POCAS PALABRAS

\* El alcohol no es bueno ni para la salud ni para la línea.

\* Abandone sin remordimientos la cerveza, los aperitivos, digestivos y vinos dulces.

\* Si desea complacerse, sólo beba durante las comidas, y prefiera el vino tinto.

**18**

**no abuse de los laxantes**

Todos los laxantes, incluyendo las infusiones, deben utilizarse de manera puntual y como último recurso. En efecto, pueden provocar desórdenes como la "enfermedad de los laxantes".

## Evite los laxantes

El uso regular de laxantes causa desórdenes en el organismo, incluyendo la flora intestinal. A la larga, el consumo de este tipo de medicamentos puede desencadenar problemas serios como la llamada "enfermedad de los laxantes". Este padecimiento ocurre cuando hay que aumentar las dosis para lograr que sean eficaces, provocando que se origine una colitis, anomalías digestivas de diversos órdenes, problemas renales, pérdidas de potasio, agresión tóxica del hígado

● ● ● PARA SABER MÁS

> ¿Está segura de estar estreñida? Algunas personas evacuan varias veces por día, otras sólo dos o tres veces por semana, y en ambos casos la situación es normal. Es inútil comenzar un tratamiento porque se crea padecer de estreñimiento.

> Por el contrario, muchas personas sufren estreñimiento toda su vida con un fatalismo desconcertante: "Mi madre sufría de estreñimiento y yo también lo padezco, ¡es normal!" No, no lo es, y tener estreñimiento es incluso malo para la salud.

y... un estreñimiento brutal en cuanto se suspende el tratamiento. Hemos clasificado en la lista de elementos "que hay que evitar" el aceite de parafina o mineral, un "antialimento" relevante que impide la absorción de vitaminas y minerales.

## ¡Sea prudente con las plantas!

Tomar puntualmente laxantes suaves y naturales como malva y semilla de lino o linaza no le hará mal. Pero el salvado, la sena o sen, el arraclán y la cáscara sagrada son más fuertes y sólo deben consumirse cuando no funcionan las terapias de higiene: más ejercicio, consumo de ciruelas pasa, alimentos ricos en fibra, agua, eliminación de estrés, entre otras. La homeopatía también puede ayudar. Ciertos tratamientos pueden provocar estreñimiento: numerosos antiácidos, antihistamínicos, medicamentos contra el mal de Parkinson, diuréticos, sedantes, etcétera.

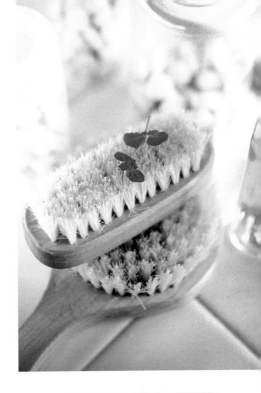

> **Peor aún: si repentinamente el estreñimiento se presenta con signos raros, como sangrado, hay que consultar al médico, ya que puede tratarse de una afección más grave.**

 EN POCAS PALABRAS

* Hay que evitar los laxantes o tomarlos sólo en ocasiones excepcionales.

* No se aconseja el uso de laxantes en los niños, a menos que los prescriba el médico.

* Prevenga el estreñimiento con alimentos ricos en fibras, suficientes bebidas y ejercicio.

# 19

## siga un tratamiento de carbón vegetal

El carbón vegetal es una auténtica esponja que absorbe el gas. Completamente natural, "se lleva las palmas" por su contribución al alivio de todos los malestares digestivos y por reducir en un tiempo récord las inflamaciones y flatulencias. Se aconseja como tratamiento o para casos de emergencia.

### Tome carbón

El carbón vegetal forma parte de los remedios tradicionales que no han sido destronados por ningún sustituto químico. Es un absorbente intestinal, es decir, que atrae a la superficie los gases y las moléculas disueltas y dispersas: nicotina, contaminantes, toxinas e incluso ciertos virus, bacterias y parásitos intestinales… ¡y los conduce hacia la salida! Además, se tolera perfectamente.
¡Adiós a las inflamaciones y diarreas!

● ● ● PARA SABER MÁS

> El carbón vegetal se obtiene a partir de ciertas maderas tiernas, como las del álamo, el sauce, el tilo o el álamo temblón. Se calcina la madera a altas temperaturas (700 a 800 ºC) en ausencia de aire. El producto se trata luego con vapor de agua para reforzar sus propiedades desintoxicantes.

> Varias investigaciones han demostrado la eficacia del carbón vegetal en el tratamiento de problemas digestivos diversos, pero también en casos de intoxicación e incluso de envenenamiento.

Cuando se combina con levadura de cerveza (en este caso se habla de carbolevadura), ayuda a reconstruir la flora intestinal.

## El consejo del farmacéutico

Todo el mundo podría beneficiarse con tratamientos periódicos que alivian el colon y luchan contra las micosis intestinales. Este producto no es muy conocido, o en todo caso se le conoce mal. Por otra parte, durante mucho tiempo se culpó al carbón vegetal de provocar estreñimiento o de teñir la lengua de negro: esos inconvenientes pertenecen al pasado, ahora existen cápsulas o comprimidos de carbón activo. En general, se recomienda tomar dos cápsulas de dos a tres veces por día o cuando se necesite. Los niños menores de 6 años no deben tomarlo.

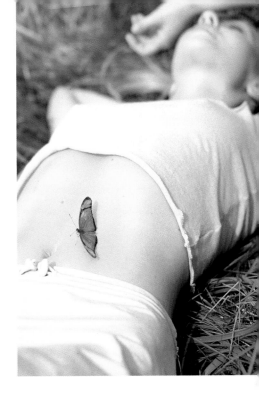

> **El carbón vegetal se encuentra en las siguientes presentaciones: polvo, gránulos, comprimidos, cápsulas de gel o de aceite.**

 EN POCAS PALABRAS

* El carbón vegetal limpia el intestino y neutraliza los gases.

* Se recomienda particularmente a las personas que sufren problemas digestivos.

* Las cápsulas de aceite son la presentación más recomendada por los médicos.

# 20 analice sus tratamientos

**Algunos tratamientos provocan aumento de peso; existen medicamentos que incluso producen esa "barriguita" que cuesta tanto trabajo eliminar. ¿Es ese su caso?**

**Píldora y cortisona:** ciertos tratamientos médicos, principalmente hormonales, mas no de manera exclusiva, son susceptibles de provocar aumentos de peso. Esos medicamentos incrementan la absorción de azúcar y grasa incluso cuando el consumo de esos alimentos es reducido. De este modo, se sabe que la píldora no favorece precisamente a la silueta. También podemos citar a los corticoides, neurolépticos y, para los diabéticos, la acarbosa.

**¡Cuidado con el azúcar!** Los "efectos secundarios" aparecen más bien en las personas predispuestas y no se mencionan en los folletos explicativos... En general, piense en vigilar de cerca los aportes de azúcar, ya que son estos los que causan problemas. Evite todos los azúcares industriales y coma, en la medida de lo posible, sólo frutas.

● ● ●  PARA SABER MÁS

> Los azúcares o carbohidratos aportan 4 kilocalorías por gramo, y se almacenan en forma de glicógeno en el hígado y los músculos.

> El organismo es, además, capaz de fabricar glucosa a partir de otros nutrimentos como los aminoácidos o los ácidos grasos.

EN POCAS PALABRAS

* Ciertos medicamentos engordan: hay que vigilar aún más la alimentación.

* La regla es evitar al máximo los azúcares.

# testimonio

**perdí vientre gracias al deporte**

"Después de dos embarazos y años de abandono físico y dietético, tomé conciencia de que ya no me gustaba mi cuerpo. No me veía especialmente gorda, pero tenía el vientre flácido. Decidí practicar algún deporte con perseverancia. Como no sabía cuál escoger, me inscribí en un gimnasio cercano a mi casa. En seguida fui a ver al instructor para preguntarle qué aparatos debía utilizar para trabajar el abdomen y qué ejercicios podía hacer en casa. Pacientemente me explicó todo; al principio me ayudó a adoptar posturas correctas. Yo, que no soy deportista en absoluto, veía resultados, aunque no sucedió prácticamente nada durante cerca de tres semanas. Ahora mi vientre ha vuelto a estar firme, incluso sin estar completamente plano, y mi postura es más derecha. Voy dos veces a la semana al gimnasio: es práctico y no tengo excusa para no ir. ¡Incluso les doy consejos a las novatas!"

# 21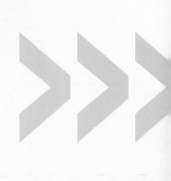

>> Por una parte, **usted tiene la impresión de hacer todo lo nece-sario** para alcanzar su objetivo "vientre plano"; por otro lado, los resultados no están a la altura.

>>>> Si su motivación, sus buenas intenciones y la práctica de algunos consejos saludables no han dado realmente frutos, significa que **el origen de su problema es quizás algo más complejo.**

>>>>>> Sin dejar la práctica correcta de sus ejercicios, probable-mente debe revisar el contenido de sus platillos y, sobre todo, reconciliarse con la naturaleza para que le dé una mano. **Barro, plantas, aceites esenciales, vitaminas y minerales serán para usted una ayuda invaluable.**

# 40 CONSEJOS

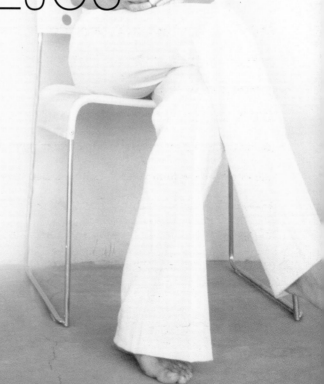
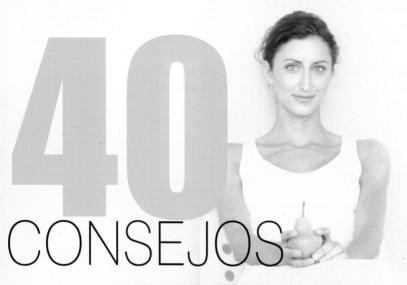

## reconstituya su flora intestinal

La fermentación provoca gases digestivos que siempre se deben a un desequilibrio de la flora intestinal. Esta misma flora permite absorber correctamente las vitaminas, los minerales y otros nutrientes. Es urgente sembrarla de nuevo para que trabaje como es debido.

### Los buenos y los malos

No suponga que mejorará su digestión y aprovechará los complementos alimenticios si su flora está en mal estado. Por cierto, cualquier cosa la altera. El estrés, los antibióticos, un exceso de azúcares refinados o de proteínas animales, y la carencia de fibras bastan para que se llene de bacterias patógenas. Un tratamiento de fermentos permite restablecer el equilibrio perdido entre las bacterias buenas y malas que cohabitan

● ● ● PARA SABER MÁS

> El aparato digestivo está poblado por cerca de 100 mil millones de bacterias repartidas en cientos de especies. Algunas son más bien benéficas (acidófilos, bífidobacterias), pero otras no (estreptococos).

> El equilibrio de esa flora se define por el predominio de las bacterias benignas sobre las dañinas, y determina el estado de salud general de todo nuestro organismo, así como de nuestro sistema inmunitario.

en nuestro intestino. ¡Eso la desinflamará como por arte de magia!

## Plan de ataque

Como prevención, es posible alimentar cada día su valiosa flora intestinal ofreciéndole yogures de buena calidad (de fabricación casera), leche fermentada o *choucroute* (col fermentada). En efecto, ese alimento bienhechor forma parte de los "lactofermentados", pero si la flora ya se encuentra en dificultades, hay que utilizar medios más radicales. Tome un tratamiento de fermentos dosificados a 5 mil millones de bacterias por ingesta. Si tiene tendencia a la diarrea, comience por media dosis al principio. Esos productos están vivos y, si opta por la forma seca (polvo, comprimidos), generalmente hay que guardarlos en un lugar fresco.

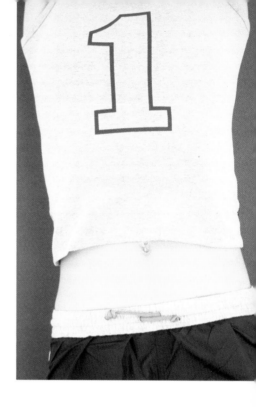

> Todos esos habitantes cumplen múltiples funciones: sintetizan vitaminas, digieren lo que escapó hacia el estómago, degradan el colesterol, etc. Antes de tomar cualquier suplemento nutricional, o en caso de inflamaciones diarias, es necesario devolver la salud a su flora intestinal y regenerarla.

 EN POCAS PALABRAS

* Una flora intestinal equilibrada es indispensable para mantener una buena salud.

* Para reconstruir su flora, siga un tratamiento de fermentos.

* Un tratamiento de bacterias puede vencer las inflamaciones, diarreas o estreñimiento.

**22**

## huya de la leche

A menudo la leche y los productos lácteos son el origen de problemas de flatulencias, malestares digestivos y diarrea. ¡Nada de esto es compatible con un bello vientre plano! Evítelos por un tiempo para ver si se producen cambios.

### Intolerancia a la lactosa

Generalmente pensamos que los frijoles (alubias), la cebolla, el trigo o el jugo de manzana son alimentos capaces de provocar problemas digestivos que terminan con gases. Sin embargo, la leche se lleva el primer premio como factor alimenticio generador de gas. En efecto, cada vez menos personas toleran la lactosa (el azúcar de la leche). Lo anterior se traduce tanto en simples inflamaciones

● ● ● PARA SABER MÁS ─────────

> Se recomienda mucho consumir productos lácteos por su aporte de calcio. Es cierto que están bien provistos de este elemento, pero desgraciadamente tienen defectos, como ser ricos en grasas saturadas.

> Es preferible limitarse a los yogures, a las leches fermentadas y a los quesos de cabra o de oveja.

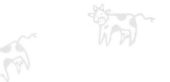

como en colitis galopantes o úlceras muy dolorosas sin que la víctima sospeche nada. Corte inmediatamente el consumo de productos lácteos para cerciorarse de que sus síntomas desaparezcan.

## Dos excepciones notables

Sólo el yogur y la leche con chocolate se escapan de la prohibición. En el caso del primero, los fermentos "predigieren" la lactosa, mientras que en el segundo caso, el cacao estimula la actividad enzimática y aumenta la eficacia de la lactasa (enzima que digiere la lactosa). Reemplace los productos lácteos, que de cualquier manera son ricos en grasas y más bien nefastos, por su equivalente: leche de soya, de almendra o de arroz.

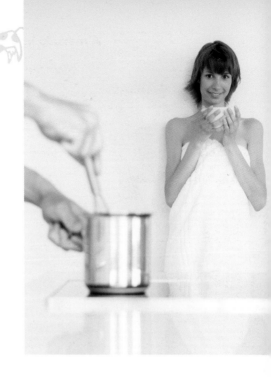

> Por cierto, se puede encontrar calcio de buena calidad en muchos otros alimentos como sardinas en conserva (con todo y espinas), almendras, col, agua mineral rica en calcio, higos secos, *tofu* (queso de soya), frijoles o judías, garbanzos, etcétera.

 EN POCAS PALABRAS

* La leche y los productos lácteos pueden ser causantes de problemas digestivos benignos o graves.

* Sólo se libran de este riesgo los yogures y la leche con chocolate.

* Es preferible reemplazar la leche de vaca por leches vegetales, más digestivas y sanas.

**23**

**salve su piel**

Las variaciones de peso son perjudiciales para la piel del vientre, la cual se estira, se afloja y se vuelve a estirar a merced de los kilos de más. Cuidarla es indispensable para tener un vientre liso y firme.

## El producto de belleza del año: aceite de oliva

Al cabo del tiempo y de las dietas, la piel del vientre pierde su elasticidad. Si además está mal hidratada, deja de tonificarse y se vuelve más o menos flácida. No ceda usted al canto de las sirenas de todas las cremas adelgazantes, mejor piense en utilizar diariamente productos que hidratan, reafirman y luchan contra los edemas. Recuerde que el mejor pro-

● ● ● PARA SABER MÁS

> Las cremas corporales concebidas para pieles "maduras" están formuladas según el principio de las cremas antiarrugas. Éstas reúnen propiedades hidratantes, reafirmantes y antienvejecimiento.

> Pero tenga cuidado: ya sea que elija ese tipo de productos o los aceites esenciales, el uso es tan importante como el producto. Hay que dar masaje todos los días y no limitarse al vientre, sino continuar hasta la parte superior de los muslos y los glúteos.

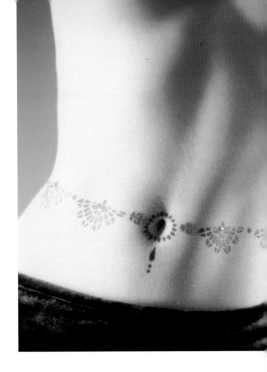

ducto de belleza es una alimentación equilibrada, sobre todo rica en buenos ácidos grasos (aceite de oliva) y en vitaminas (frutas y verduras frescas).

## Cremas adelgazantes: todo un programa de belleza

Hay que preferir los cosméticos reafirmantes que contengan ingredientes naturales, como los aceites esenciales. Si su problema es la celulitis, sepa que las cremas con cafeína combaten realmente los depósitos grasos, sobre todo si su fórmula incluye un tónico para las venas (castaña de Indias, hamamelis). Los aceites esenciales, eficaces también, son los de cedro del Atlas, eucalipto de limón, salvia o romero. Mezclados con un aceite vegetal (oliva, borraja, onagra, etc.) y aplicados diariamente, ayudan a los tejidos a no desbordarse.

> **Frótese la piel tan seguido como sea posible bajo la ducha, con un guante de *loofa* (estropajo) que active la circulación. Y algo horrible, pero terriblemente eficaz: termine su baño con un chorro de agua fría que vaya de los pies y suba por lo menos hasta las rodillas.**

 EN POCAS PALABRAS

* La piel del vientre se vuelve frágil con los kilos de más.

* Hay que aplicar diariamente productos hidratantes y reafirmantes: piense en los aceites esenciales.

* Activar la circulación permite que las cremas cosméticas para conservar el vientre plano trabajen con mayor eficacia.

57

# 24 pruebe los aceites esenciales

Una alimentación desequilibrada o demasiado abundante es la causa principal de las inflamaciones, flatulencias y otros problemas digestivos. Los aceites esenciales son un excelente tratamiento para eliminar los problemas relacionados con la acumulación de gases en el intestino.

●●● PARA SABER MÁS

> Los aceites esenciales deben utilizarse con cuidado. No rebase las dosis aconsejadas. ¡NUNCA ingiera aceite esencial puro!

> Siempre hay que combinar un aceite esencial con uno vegetal, leche o miel. Se mezcla muy mal con el agua, y puede resultar tóxico para el hígado si se continúa utilizando mal. De preferencia, elija productos provenientes de la agricultura orgánica.

## Jengibre, lavanda y menta

Los aceites esenciales son duendes buenos. Bien elegidos, y utilizados correctamente, resultan muy potentes. Como ayuda para alcanzar ese vientre plano, piense en conseguir los siguientes: manzanilla, jengibre, lavanda, menta (hierbabuena) enebro. Unidos, los aceites esenciales son aún más eficaces para acelerar la digestión, dispersar los gases y refrescar.

## Aceites esenciales: instructivo

Puede utilizar aceites esenciales por vía interna o externa. En un vaso, mezcle una cucharada sopera con miel de buena calidad y una gota de aceite esencial de menta o de jengibre. Llene el vaso con agua caliente y beba tranquilamente. De manera paralela, puede darse un masaje digestivo. Mezcle una cucharada

de aceite vegetal (preferentemente de pepita de uva), una gota de aceite esencial de enebro y una de menta. Caliente un poco la preparación a baño María y luego, dése un masaje en estómago y vientre, de preferencia en el sentido de las agujas del reloj.

EN POCAS PALABRAS

\* Los aceites esenciales de manzanilla, jengibre, lavanda, menta y enebro son digestivos.

\* Prepárese una mezcla antiinflamaciones en cuanto sienta la necesidad de hacerlo.

\* Respete las dosis y la manera de utilizar las esencias.

> Cuidado: los aceites esenciales son fotosensibilizantes. Si se da un masaje en el estómago, no exponga esa zona al sol durante las siguientes 12 horas para evitar que le aparezcan manchas en la piel.

**Los ejercicios boca arriba son desagradables para el abdomen. ¡También son los más eficaces! El de la colchoneta es particularmente interesante para lograr un vientre plano. ¡Tenga cuidado con su espalda!**

# 25

# ejercítese en la alfombra

## El que quiera azul celeste...

El ejercicio siguiente no debe provocar ningún dolor dorsal. Para lograrlo, proteja su espalda: debe estar completamente plana, con todas las vértebras reposando en el suelo. Si se encuentra "oxidada" por insuficiencia crónica de ejercicios, es mejor flexibilizar su espalda durante algunas sesiones antes de realizar este ejercicio. Estírela, encórvela, ¡le encanta!

En cambio, es normal que los muslos le duelan un poco. No les pasará nada.

Por cierto, ya que los esfuerzos se hacen con el vientre, deberá sentirlo "temblar". Nunca ponga las manos bajo los glúteos para sostener la pelvis. Deténgase inmediatamente si siente dolor en la espalda: una mala postura puede provocar una ciática o un lumbago.

## ¡Boca arriba, pero no dormida!

Se debe recostar boca arriba, con las manos detrás de la cabeza y las piernas dobladas. Siéntese poco a poco, desdoblando vértebra tras vértebra y exhalando profundamente. El ejercicio se volverá más difícil mientras más cerca de los glúteos estén los pies. Si no está sola, pida que le detengan los pies. Evite tirar de la nuca con las manos.

Este levantamiento del tórax debe repetirse 40 veces, y puede respirar como prefiera. El ritmo debe ser constante. No hay que relajar los abdominales al descender el tórax, ni descansar después de cada subida.

**El vientre es la sede de la feminidad. También es el gran receptáculo de las emociones, buenas y malas, y una región en que se desencadenan las hormonas.**

# 26

## visite al ginecólogo

### Cosas de mujeres

Si cree que su vientre es demasiado voluminoso, pero usted no tiene sobrepeso ni trastornos digestivos, considere hacer una cita con el ginecólogo. En el periodo menstrual, el bloqueo de la circulación sanguínea puede provocar una congestión pélvica: la sangre se estanca en la pelvis e inflama el vientre (es el caso del síndrome premenstrual). Cuando esta situación se vuelve anormal

●●● PARA SABER MÁS ────────────

> Durante la regla se tiene la impresión de haber aumentado de peso. En realidad, esto no sólo es temporal sino que, básicamente, se trata de volumen y no tanto de peso. ¡Además el vientre puede alcanzar dimensiones enormes!

> Y es que la baja de progesterona, una hormona femenina, favorece la retención de líquido en los tejidos. Además, por la influencia hormonal, el bajo vientre se congestiona y no se soporta la ropa ceñida.

se alteran los ciclos, la regla se hace verdaderamente dolorosa y el vientre sobresale. Un vientre inflamado también puede ser la expresión de un fibroma.

## Aceite de onagra o de borraja

Por supuesto, si usted sufre un trastorno ginecológico, debe ponerse en manos de un médico. Si su problema es un simple síndrome premenstrual, sepa que puede disminuir e incluso hacer desaparecer sus trastornos. Primera-mente, limite su consumo de sal. A conti- nuación, siga cada mes un tratamiento de cápsulas de aceite de borraja o de onagra. Esos aceites, ricos en ácidos grasos omega 6, son antiinflamatorios, y se deberían recetar sistemáticamente en caso de regla dolorosa. Ciertas mujeres se aplican con éxito crema con progesterona natural de ñame mexicano o *wild yam* en el vientre.

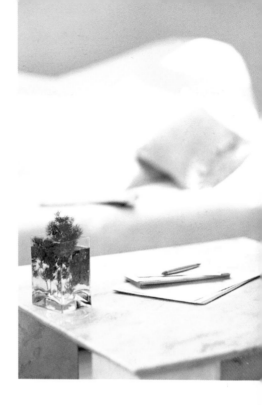

> **Esto, sin tomar en cuenta que el cansancio puede aumentar la sensación de pesadez y que el mismo sistema digestivo esté alterado por ese gran trastorno hormonal. Pero todo se normaliza... hasta que llegue el mes siguiente.**

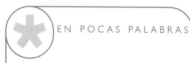 EN POCAS PALABRAS

* Un trastorno ginecológico puede ser el origen de un vientre abultado: consulte a un especialista si tiene dudas.

* En caso de síndrome premenstrual, tome aceite de onagra o de borraja, o aplíquese crema con progesterona natural.

## 27

## sumérjase
## en la bañera

El baño puede convertirse en una verdadera cura para el alma y el cuerpo. La hidroterapia dinamiza, relaja o adelgaza según la naturaleza del agua en que usted se sumerja.

### El secreto de Cleopatra

El baño limpia la piel, la suaviza y refresca, la relaja y estimula, mejora los intercambios y la digestión, provoca una verdadera relajación muscular y mental. Es ideal para los vientres inflamados por el estrés y por las preocupaciones cotidianas. Si busca adelgazar, elija los baños de algas y/o de aceites esenciales de geranio, salvia o romero por su efecto estimulante.

● ● ● PARA SABER MÁS

> El calor del baño dilata los poros y facilita la penetración de los principios activos. Elija su aceite esencial en función del efecto deseado.

> Para la circulación: ciprés o sándalo (hay fórmulas que combinan vid roja y hamamelis). Para la firmeza de la piel: eucalipto, pino o romero. Para la relajación y una buena noche de sueño: bergamota, lavanda, naranja o verbena.

## Hidroterapia: cómo aplicarla

Este momento es sólo para usted. Llene la bañera con agua entre los 30 y 37 °C y vierta aceites adelgazantes —como el de limón— mezclados con un aceite vegetal, de almendras dulces, por ejemplo. Déjese llevar por el *relax* durante por lo menos unos veinte minutos. Haga de esta pausa una costumbre semanal. Infórmese acerca de los sistemas de baños de burbujas: hay algunos en forma de tapetes de plástico que se hunden hasta el fondo de la bañera. Su precio es accesible y ofrecen un verdadero suplemento, tanto para la relajación como para aumentar la eficacia de las plantas y los aceites esenciales empleados. Piense también que respira las esencias que la rodean en forma de vapor de agua: en eso también resulta importante la selección del aceite.

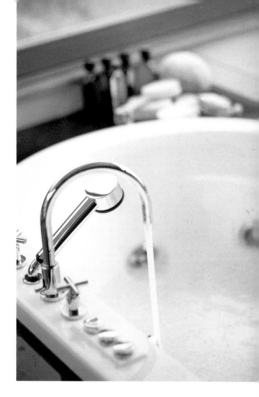

> Para un efecto estimulante use pino, romero, salvia o ajedrea. Para una piel lastimada: prefiera flor de sauco, tilo y manzanilla (prepare una infusión, pásela por un tamiz y viértala en la bañera); también puede poner todo un paquete de arroz integral en el agua, dejar que se impregne del líquido y friccionarse.

EN POCAS PALABRAS

* Elija aceites esenciales en función del efecto deseado: estimulante, relajante, adelgazante.

* Mezcle siempre los aceites esenciales con dos cucharadas soperas de leche, aceite de almendras dulces o de oliva, antes de verterlos en la bañera.

# 28 tome un tratamiento antiestrés

No deje que el estrés la abrume porque todo lo altera, incluyendo la figura. Hágale frente con complementos alimenticios naturales: un tratamiento radical que deberá realizar en cuanto el estrés ocupe demasiado espacio en su vida.

## Sin estrés

El estrés desequilibra diferentes sistemas hormonales y, por extensión, hace engordar. Además, ahora se sabe que el estrés es un devorador de vitaminas y minerales, y que deja tras de sí un organismo con carencias que de pronto empieza a funcionar mal. Es esencialmente un ladrón de vitamina B, de magnesio y de calcio. Al reconstituir las reservas de micronutrientes, el estrés pierde importancia y el organismo se relaja. Si el estrés altera su sueño, de preferencia busque ayuda en las plantas sedantes.

## Un suplemento radical

Ésta es una cura eficaz: 1 o 2 comprimidos de multivitaminas y minerales (dependiendo de la posología) mañana y noche, más un complemento de vitamina B tres veces al día, añadiendo de 2 a 4 cápsulas de gel de magnesio marino, más 1 gramo de calcio al día y 2 de vitamina C natural. Ciertos complejos reagrupan todo esto. Añada dos cápsulas de gel de corazoncillo o hipérico si tiene tendencia a deprimirse. El ginseng y el eleuterococo son adaptógenos, es decir, que ayudan a adaptarse a nuevas situaciones. La valeriana y el espino blanco la llevarán a los brazos de Morfeo.

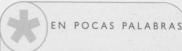

EN POCAS PALABRAS

* El estrés daña nuestra salud y nos hace engordar.

* En caso de estrés es inútil seguir una dieta, mejor ¡combata la causa!

* La vitamina B, el magnesio y el calcio deben ser su primer acto reflejo antiestrés.

> Pero hoy en día los peligros ya no son los animales salvajes, sino los impuestos, los problemas del trabajo, los conflictos afectivos y otros agresores que no requieren de ninguna fuga, ¡como no sea psicológica!

# 29 tome una taza de té verde

**El té verde es una maravilla: no sólo resulta una bebida verdaderamente saludable, sino que además ¡adelgaza! Debe integrarlo urgentemente a su repertorio "vientre plano".**

**Triple acción:** mecánica, física y química. El té es rico en teína, que acelera la combustión de calorías almacenadas. También contiene flavonoides, que amplifican este fenómeno y aceleran la eliminación urinaria. Además, el té verde estimula los movimientos intestinales, evitando al estreñimiento. Por otra parte, sus polifenoles influyen favorablemente en la flora digestiva, que es primordial para una buena digestión.

Finalmente, el té verde relaja las almas agitadas, eliminando la obsesión que conocen aquellos que sufren estreñimiento: ir al baño.

**¡Únase al club de los bebedores de té!** Se beben aproximadamente 14 000 tazas de té por segundo en todo el mundo. Es la bebida más consumida, después del agua. Únase a este club, que es de los más abiertos del planeta, y otorgue a su cuerpo las tres o cuatro tazas de té verde al día que se merece. Actualmente puede adquirirse en los grandes supermercados. Sin embargo, tenga cuidado: las personas con tendencia al insomnio no deberán tomarlo después de las 15:00 horas.

●●● PARA SABER MÁS

> El té verde y el té negro provienen de la misma planta. Lo que difiere es su proceso de fabricación.
> El té verde simplemente se calienta, mientras que el negro sufre diversos tratamientos (secado, picado, fermentación...) que limitan sus propiedades.

 EN POCAS PALABRAS

∗ El té verde es una bebida adelgazante.

∗ Estimula la digestión, relaja, mejora la flora y acelera la combustión de calorías.

# 30 cocine con hierbas aromáticas

**Las hierbas aromáticas facilitan la digestión. Invítelas diariamente a su mesa espolvoreando las verduras crudas y todos sus platillos con esos excitantes sabores que realzan las comidas en un abrir y cerrar de ojos.**

**Fuentes de vitaminas:** cocinar con hierbas aromáticas no sólo tiene ventajas para la línea. Estas curiosas hierbas realzan el sabor de los platillos, reduciendo así la cantidad de materias grasas y de sal necesarias para sazonarlos. También son verdaderas fuentes de nutrimentos, minerales y vitaminas en primer lugar. Y sobre todo, ¡facilitan la digestión!

**Frescas solamente:** eneldo en la ensalada de tomates, orégano en la pizza, romero en las parrilladas, ajedrea en las verduras, cebollín en las tortillas de huevo... las hierbas aromáticas combinan con todo. Son preferibles, con mucho, cuando están frescas; de otro modo, elíjalas congeladas. Deshidratadas han perdido sus propiedades. Puede preparar una infusión de hierbas frescas para el final de la comida. El eneldo y la menta se prestan particularmente para esto. ¡Qué aroma!

● ● ● PARA SABER MÁS

> Incluso si no se dispone más que de una ventana, es fácil mantener algunos tiestos que proporcionarán todo el año deliciosas hierbas aromáticas.

> El comienzo es muy simple: se depositan las semillas (orgánicas si es posible) en la tierra, se riegan con agua y, ¡eso es todo!

EN POCAS PALABRAS

\* Cocinar con hierbas aromáticas es sano, sabroso y adelgaza.

\* Algunas hierbas son de gran ayuda contra la inflamación.

\* Prefiera siempre las hierbas frescas.

**31**

**tome**

**vitamina C**

La vitamina C no sólo sirve para evitar resfriados, también participa en varios procesos del organismo humano, por lo que forzosamente se incluye en un programa para perder peso.

## La vitamina para estar rozagante

Aparentemente inofensiva, la vitamina C aterroriza a las grasas almacenadas y es el azote de los metabolismos perezosos. Estabiliza la tasa de mensajeros químicos que proporcionan la sensación de saciedad; participa en la fabricación de hormonas tiroideas que aumentan el metabolismo; incrementa el nivel energético de las células musculares, y ¡es un excelente inhibidor del hambre!

●●● PARA SABER MÁS

> Es mejor elegir vitamina C natural. Si bien la molécula química de la vitamina C es exactamente la misma que la natural, su modo de acción difiere. La vitamina C sintética se extrae del sorbitol (maíz).

> Con complementos alimenticios de vitamina C natural (comprimidos de acerola, de escaramujo o agavanzo, por ejemplo) nos beneficiamos además con esculosidos (factores vitamínicos circulatorios), vitamina P (bioflavonoides: antioxidantes y tónicos venosos), calcio, oligoelementos y pectina (fibra).

Recordemos que las hormonas tiroideas aumentan la frecuencia cardiaca y la termogénesis (generación de calor a partir de calorías). En resumen, con la vitamina C el cuerpo funciona más rápido, se vuelve más fuerte, y experimenta enormes deseos de gastar fuerzas.

## Llenarse de vitamina C

La vitamina C se encuentra en abundancia en las frutas y verduras frescas. Al consumir cada día aproximadamente diez porciones de vegetales no sólo aprovechará un régimen "adelgazante", sino que se llenará de vitamina C. Sin embargo, si tiene estrés o mucha fatiga, un pequeño tratamiento de tres semanas a razón de un gramo por día recargará sus baterías. Para reforzar su eficacia, le aconsejamos combinar la vitamina C con la tirosina: estos dos nutrimentos se complementan perfectamente (*véase* Consejo 50).

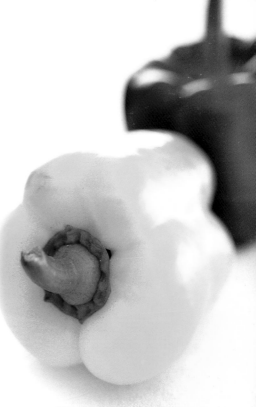

> La vitamina C natural penetra mejor en las células ya que se libera más lentamente: no posee entonces ningún efecto excitante y ¡puede incluso consumirse por la noche!

EN POCAS PALABRAS

* La vitamina C es indispensable si se desea perder peso y obtener energía.

* Se encuentra en las frutas y verduras frescas.

* Como complemento alimenticio, es mejor elegir vitamina C natural que sintética.

## 32

### pruebe la homeopatía

**Notablemente eficaz para atacar todos los síntomas de trastornos funcionales, la homeopatía es una medicina elegante que no agrede el cuerpo y resulta muy práctica para combatir las inflamaciones, sobre todo si usted es nerviosa.**

### Un mal funcionamiento gana espacio

Las inflamaciones por gases son, en la inmensa mayoría de los casos, trastornos funcionales. Se dice que una enfermedad es "funcional" cuando los síntomas no se deben a la lesión de un órgano, sino a un trastorno en su funcionamiento. De acuerdo con la localización de los signos patológicos o de sus síntomas relacionados, con la homeopatía puede encontrarse el remedio que alivia casi instantáneamente. Es necesario, sin embargo, hacer un buen diagnóstico, y su

● ● ● PARA SABER MÁS

> No dude en probar la homeopatía en caso de inflamaciones por gases. Si falla su propio diagnóstico, lo único que puede suceder es que no se cure.

> Contrariamente a los medicamentos alópatas clásicos, no hay ningún peligro en utilizar un medicamento homeopático inapropiado.

caso puede corresponder a varios medicamentos homeopáticos: si es así, basta con alternar las tomas.

## *Nux vomica* o valeriana

Si sus inflamaciones se quedan en el estómago, dándole una sensación de opresión, y si siente alivio al eructar, pruebe *carbo vegetabilis*. *Lycopodium* la curará de inflamaciones en la parte inferior del vientre, las cuales suelen aliviarse a través de la expulsión de gases. *Nux vomica* es para quienes tienen sueño después de las comidas. Las inflamaciones de origen nervioso responden bien a la valeriana, y las causadas por la regla a *cocculus indicus*. Todos estos medicamentos deben tomarse a razón de tres gránulos tres veces al día en 9 CH.

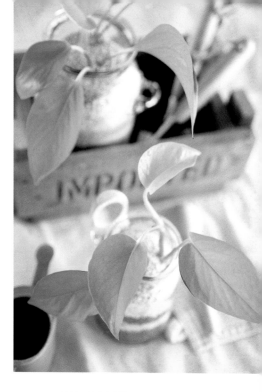

> Lo anterior no significa que la homeopatía sea un placebo, sino que los gránulos sólo actúan dentro de un marco muy preciso, de la misma manera que una llave abre una cerradura.

 EN POCAS PALABRAS

* Descubrir su remedio homeopático antiinflamatorio puede aliviarla de inmediato.

* No hay ningún riesgo en probar la homeopatía.

* Los gránulos que convienen a uno de sus conocidos no serán forzosamente los adecuados para usted: aprenda a escucharse.

## 33

### ¿y si cambiase de ducha?

Usted puede transformar el momento de la ducha en un verdadero tratamiento para vientre plano. Si además se hace de una ducha de masaje, ¡el efecto se multiplicará!

#### ¿Desea más agua fresca?

Rociarse con agua no sólo es despertarse con el pie derecho, sino también mejorar el funcionamiento de su organismo, a condición de respetar algunos principios como la temperatura del agua y los productos utilizados. El agua fresca tonifica, reafirma los tejidos y reactiva la circulación. Caliente, elimina las contracturas y relaja. Con un aditamento para masaje adaptado a la ducha se pueden

● ● ● PARA SABER MÁS ───────────

> La ducha escocesa, que alterna agua caliente y fría, provoca un flujo de sangre hacia la piel que garantiza tono y vitalidad. Se cree incluso que este tipo de ducha tendría el poder de eliminar la fatiga y retardar el envejecimiento.

> En cualquier caso, si se toma diariamente, la ducha escocesa reforzará el sistema inmunitario y prevendrá las infecciones. Sobre todo, reactivará la "mecánica" al mejorar la digestión, estimulando la circulación y provocando ganas de estar activa.

dar verdaderos masajes a la parte superior de los muslos, al vientre y a los glúteos. Ánimo, el agua fría en los pies y piernas es verdaderamente útil, incluso si las primeras veces no resulta agradable.

## El agua a la temperatura correcta

Lo importante en la ducha es el agua. Suele estar demasiado caliente: más allá de los 38 °C el agua la debilita, fatiga su corazón y obstaculiza la circulación sanguínea tónica. Alrededor de 30 °C es la temperatura ideal para sentirse en forma sin sacrificar el placer. Entre 24 y 30 °C la ducha refresca y tonifica. Evite el gel de ducha, salvo los emolientes de excelente calidad. Prefiera las barras sin jabón o los jabones emolientes para no "resecar" la piel. Evite el gel de ducha ultra agresivo seguido de la aplicación de un producto hidratante; todos los dermatólogos lo desaconsejan.

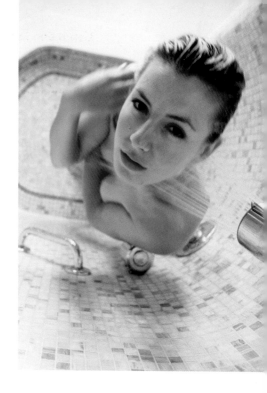

> Si además aprovecha el momento de la ducha para friccionarse una vez a la semana con un guante de *loofa* (estropajo) o una simple toalla de baño, eliminará la piel muerta, se dará un verdadero masaje anticelulítico, y... ¡perderá algunos centímetros a la altura del vientre!

 EN POCAS PALABRAS

* La ducha puede ser un verdadero tratamiento para tener un vientre plano: se aconsejan el agua fría y las fricciones.

* Evite el gel de ducha, ya que reseca la piel.

* La ducha escocesa sería un medio muy apropiado para combatir el envejecimiento.

# 34

## aumente su nivel de serotonina

Los adictos al azúcar lo saben: su debilidad por lo dulce los hace risueños, pero las golosinas se acumulan de modo inevitable a la altura del vientre. ¿Cómo limitar su consumo de dulce sin caer en una crisis nerviosa? ¡Aumentando su nivel de serotonina!

## La serotonina: un pasaporte a la serenidad

¿Por qué atraen los productos azucarados sobre todo cuando tenemos preocupaciones o justo antes de la regla? Porque la ingesta de tales alimentos provoca la secreción de serotonina, una sustancia antiestrés, calmante, producida por el cerebro. A partir de ahí, se puede ser verdaderamente adicto al azúcar y tomar de tres a seis colaciones ricas en

● ● ● PARA SABER MÁS ───────────

> Según estadísticas, una de cada dos mujeres está a dieta y elimina los alimentos ricos en triptófano porque a menudo se les relaciona con grasas. Resultado: una carencia de triptófano plasmático y, por lo tanto, de serotonina, lo que provoca mal humor, alteraciones de la memoria y aumento del apetito.

> Los azúcares rápidos engordan, sobre todo a las mujeres estresadas, a las que sufren síndrome premenstrual, de depresión invernal (*véase* Consejo 59), y a las que dejan de fumar (la nicotina aumenta la serotonina; su interrupción provoca el efecto inverso).

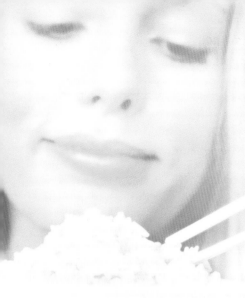

## Comer más para adelgazar

El primer paso es reemplazar los azúcares rápidos por alimentos con índice glucémico bajo, como el arroz integral, los frijoles o judías secos o las lentejas. El segundo es incluir en su alimentación cotidiana alimentos naturalmente ricos en precursores de la serotonina: huevos, lácteos, carnes (sobre todo el pavo), pescado, soya, tomates, berenjenas, paltas o aguacates, pan de trigo entero, plátanos, dátiles, nueces, ciruelas. El tercero es no dejar de comer ácidos grasos omega 3, los cuales facilitan la acción de la serotonina a nivel celular: aceite de colza o de nuez y pescado graso (caballa, sardina, arenque, salmón).

azúcar por día. El objetivo es pasar de un estado irritable a uno de calma y propicio para la concentración. Pregunta: ¿cómo obtener una tasa elevada de serotonina sin comer demasiado azúcar? Respuesta: consumiendo alimentos ricos en triptófano y en 5-hidroxitriptófano, precursores de la serotonina.

 EN POCAS PALABRAS

* Al comer azúcar se secreta serotonina.

* Para fabricarla sin engordar, coma alimentos ricos en triptófano, en omega 3 y en carbohidratos lentos.

* La nicotina aumenta la tasa de serotonina: cuando se deja de fumar, dan deseos de comer dulces.

---

> **El exceso de alimentos azucarados también se relaciona con un riesgo creciente de obesidad y enfermedades cardiovasculares.**

**Si usted no utiliza pimiento (ají, chile, guindilla) en sus platillos, debería revisar sus hábitos alimenticios. El pimiento ayuda a la pérdida de peso.**

**El pimiento elimina el azúcar:** la capsaicina, el mayor principio activo de los pimientos fuertes, estimula la producción de adrenalina y de noradrenalina, las cuales permiten quemar los azúcares y las grasas de reserva: el pimiento rojo aprovecha mejor las calorías ingeridas, sobre todo en forma de azúcar. De paso, mejora la digestión y descongestiona en caso de resfriado.

**Es picante:** si no lo acostumbra, intégrelo poco a poco en su alimentación. Es cierto que irrita la boca y los sentidos, pero ¡es para bien! Acuérdese de él al sazonar sus platillos. Puede hacer una preparación usted misma dejando macerar pimientos frescos en el fondo de su botella de aceite. De cualquier forma no abuse, ya que es irritante para el sistema digestivo y, en particular, para la región anal. Definitivamente, no se aconseja a las personas que sufren de úlcera o de desórdenes de coagulación que estén bajo tratamiento anticoagulante. El pimiento está contraindicado en mujeres embarazadas o que están amamantando.

● ● ●  P A R A   S A B E R   M Á S

> **Al parecer, la capsaicina previene la formación de coágulos sanguíneos y alivia desórdenes inflamatorios. Incluso podría prevenir el cáncer. Por otra parte, se cree que otra sustancia del pimiento ayuda al estómago a protegerse contra los efectos del alcohol, la aspirina y los ácidos.**

E N   P O C A S   P A L A B R A S

✳ El pimiento puede acelerar la pérdida de peso.

✳ Debe utilizarse con precaución, ya que es irritante para el sistema digestivo.

# 36 confíe en las plantas

**Las infusiones digestivas vuelven a estar de moda. Lejos de ser bebidas insulsas e ineficaces, ahorran las flatulencias, la digestión lenta y el vientre rollizo que resulta de ello.**

**Las plantas digieren por usted:** la menta, el hinojo, el hisopo, el orégano o el anís verde forman parte de las hierbas a elegir para ayudar a que su vientre se desinflame. Son carminativas, es decir, que aceleran la digestión. A menudo es su aceite esencia! el que contiene el principio activo, lo cual hace que la mayoría de ellas deje un resabio "fresco" en la boca.

**¡Vivan las infusiones!** Contra las flatulencias, la herborista Marie-Antoinette Mulot aconseja esta infusión: 15 g de anís verde, 5 g de alcaravea, 5 g de cilantro, 10 g de hinojo, 5 g de comino, 10 g de menta, 10 g de melisa, 15 g de balsamita, 10 g de tilo, 10 g de naranjo, 10 g de verbena olorosa. Haga preparar esta mezcla en la botica y deje en infusión una cucharada sopera durante 10 minutos en un litro de agua a punto de ebullición. Se bebe tras las comidas.

● ● ●  PARA SABER MÁS

> Las pastillas de menta que se ofrecen en algunos restaurantes al final de la comida se remontan a la época de los banquetes.
> Se acostumbraba terminar con una ramita de menta para facilitar la digestión.
> Ahora se sabe que el factor digestivo principal era el mentol.

### EN POCAS PALABRAS

* Trate de reemplazar el café después de las comidas por una taza de té o infusión.

* La menta, la verbena o el anís verde deberían figurar en todas las cocinas.

**37**

El cromo no elimina el vientre, pero al mejorar la asimilación del azúcar ingerido, limita su almacenamiento. Si no se siente especialmente atraída por el azúcar, pase al siguiente consejo.

## El azúcar y la célula

La propiedad más original del cromo es su capacidad para mejorar la sensibilidad de las células a la insulina: el azúcar penetra mejor y, por lo tanto, se queda menos tiempo en la sangre. Así, regula el índice de azúcar en la sangre durante las 24 horas siguientes a su absorción. El cromo es verdaderamente interesante para la prevención y el tratamiento de la diabetes, pero de manera más general, limita el ansia feroz de ingerir azúcar en las personas que regulan mal su nivel de azúcar en la sangre. Recuerde que un

● ● ● P A R A  S A B E R  M Á S ────────

> Aunque los estudios no han podido demostrar que el cromo adelgace, no está de más convertirlo en un aliado para evitar redondeces.

> Además, como el cromo mejora la fabricación de serotonina, un mensajero químico que inhibe el hambre, se convierte en un verdadero aliado para adelgazar en el marco de un programa dietético.

alto porcentaje de la población mundial presenta deficiencias en cromo.

## Un comprimido cada mañana

Se encuentra cromo en el hígado, la yema de huevo, el tomillo, los cereales integrales, los mariscos, las carnes, la levadura de cerveza. Las harinas y azúcares refinados (blancos) han perdido el cromo y, a nivel mundial, muchos suelos son pobres en ese mineral; antes de ser procesado, 1 kilo de trigo entero contiene 175 microgramos de cromo, ¡después del proceso sólo le quedan 23 microgramos! Para asegurarse de absorber suficiente cromo, se aconseja tomar un comprimido de 200 microgramos cada mañana. Existen diversos productos en el mercado. Como el organismo absorbe lentamente este mineral, es mejor elegir la forma de polinicotinato si se desea aprovechar plenamente sus particularidades.

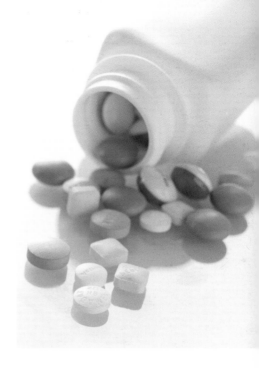

> El cromo no sólo es indispensable para el metabolismo de los carbohidratos, sino que además, reduce el índice de colesterol y protege las arterias. No hay signos de carencias, pero las necesidades aumentan en el caso de los deportistas, diabéticos y adictos al azúcar.

 EN POCAS PALABRAS

* El cromo mejora la utilización del azúcar reduciendo la avidez por los alimentos azucarados.

* El cromo se encuentra en las farmacias o en tiendas de productos dietéticos.

* Los tratamientos regulares no provocan efectos secundarios.

# 38

## pruebe los masajes

No hay nada como un buen masaje para relajarse y tranquilizar el vientre. A veces este último se anuda e inflama sólo para reclamar su merecido: un poco de suavidad y atención. Masaje o automasaje, le encantará, y a usted la recompensará desinflamándose.

### Circule

Los masajes flexibilizan el vientre y le otorgan una movilidad que no debería haber perdido. Gracias a eso las inflamaciones, el estreñimiento, las flatulencias y otras tensiones ¡desaparecen! Además, el masaje reactiva una circulación que a veces es deficiente, permitiendo luchar contra el exceso de grasa. Y no olvide que el masaje prepara para el trabajo muscular. Practicado después de este último, evita los calambres.

● ● ● PARA SABER MÁS

> Hay de masajes a masajes. ¿Cuál elegir para lograr un vientre plano?
• El masaje de California si está estresada y, por lo tanto, inflamada.

• El drenaje linfático si su cuerpo está "obstruido", ya que favorece la eliminación de desechos y drena las toxinas.
• Un masaje digestivo simple siempre acelera la digestión, evitando así fermentaciones inútiles.

En cuanto a la piel, ésta lo agradece: cada centímetro está plagado de nervios y vasos que el masaje despierta para hacer circular mejor la sangre, la linfa y otros desechos hacia la salida. Sobra decir que repercute en todo el organismo.

## Bríndele atención

El automasaje es un pequeño regalo que usted puede ofrecer cada día a su vientre. De pie, ponga su mano tibia extendida sobre el abdomen. Dé masaje en el sentido de las agujas del reloj (es decir, en el sentido natural de la digestión), lentamente, siguiendo un ritmo constante. Basta con uno o dos minutos, pero puede aprovechar para hacer una pausa de relajación más larga respirando siempre lenta y profundamente. Ese simple gesto permite mejorar el funcionamiento del sistema digestivo, calma las irritaciones del estómago y lleva equilibrio al sistema nervioso.

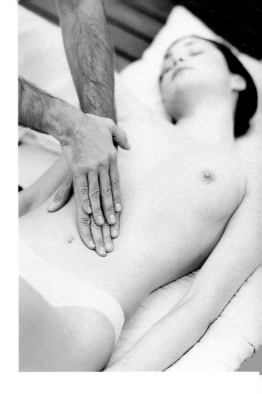

> No dude en practicarse diariamente un automasaje. Digamos, por la noche en la cama, justo antes de dormirse: ese gesto, que debería convertirse en mecánico, ayudará a su sistema digestivo a acelerar el trabajo.

EN POCAS PALABRAS

* El masaje restablece la armonía para conseguir un espíritu zen y un vientre plano.

* Dar masaje a su vientre en el sentido de las agujas del reloj facilita la digestión.

* El automasaje es una solución simple a practicar diariamente.

# 39 aproveche el barro

Las inflamaciones siempre se deben a un exceso de gases. Para absorberlos, no hay como el barro, que capta las toxinas para conducirlas hacia la salida. Además, apacigua los dolores de tipo colítico.

● ● ● PARA SABER MÁS

> En caso de colitis acompañada de inflamación, se aconseja particularmente combinar el tratamiento interno con cataplasmas de barro.

> Prepare una pasta espesa o utilice un producto ya preparado, el cual calentará (no con gas ni en el microondas, sino mezclándolo con agua caliente o envolviéndolo en un lienzo y presionándolo contra una bolsa de agua caliente).

## Limpiador universal

El barro es un magnífico absorbente y adsorbente natural. Rico en minerales, esta tierra particular fija en su superficie los gases (fenómeno adsorbente) y se impregna de ellos como una esponja (absorción). Empleado tanto en forma externa como interna, el barro trabaja incansablemente para absorber, sanar, regenerar, cicatrizar... De paso, proporciona un semblante más fresco y una piel más bella.

## Un vaso de leche hace bien

Puede preparar fácilmente el barro mezclando polvo de arcilla con agua, si es posible, mineral. La bebida así obtenida se llama leche de barro y un tratamiento de aproximadamente tres semanas a razón de un vaso antes del alimento al mediodía da excelentes resultados.

> Aplique directamente en la zona adolorida. La cataplasma debe ser realmente espesa. A razón de dos o tres aplicaciones por día durante un mes, observará que los dolores se detienen, incluso que desaparecen.

Si su aspecto le repele, siempre podrá utilizar cápsulas en gel o comprimidos de barro. En esos casos, recuerde beber abundantemente. Si sufre de colitis, es preferible que tome barro por la mañana en ayunas, a fin de captar los venenos y reequilibrar la flora intestinal, que suele estar perturbada. ¡Cuidado! Si sigue otro tratamiento, tome sus medicamentos en un momento distante de la ingestión del barro, ya que éste puede absorberlos.

EN POCAS PALABRAS

* El barro es un material extraordinario para absorber los gases y desinflamar el vientre.

* Un tratamiento de barro debe durar por lo menos tres semanas, incluso varios meses en caso de una colitis de mucho tiempo.

* Siempre hay que espaciar la toma de barro de la de medicamentos, aumentando progresivamente las dosis.

# 40 use la cacerola

Aprender a cocinar también es aprender a cocer. Cocer a vapor o estofar la ayudará en su objetivo de "vientre plano", mientras que los alimentos fritos le alejarán irremediablemente.

**Olla exprés, vaporera y *wok*** : comer alimentos buenos y sanos es correcto. Pero además es necesario no echar a perder todo por una cocción inadecuada. El principio es cocer en menos tiempo y lo menos caliente posible. El objetivo es conservar un alimento apetecible, rico en sabor y vitaminas, poco calórico y digestivo.

**¡Cuidado con la cocción!**: el vapor elimina en parte la grasa de los alimentos y preserva las vitaminas y minerales. Por lo tanto, cocine en vaporera. Coloque sus alimentos cuando el agua hierva. Las parrillas carbonizan la carne demasiado a menudo: imperativamente hay que retirar la parte ennegrecida, muy mala para la salud y altamente indigesta. El horno de microondas restituye las vitaminas, pero se supone que transforma las proteínas: por lo tanto, no es conveniente para cocinar leche y carne. El horno tradicional es muy recomendable siempre y cuando no esté demasiado caliente.

● ● ● PARA SABER MÁS

> Incluso si las recetas lo aconsejan, no hay que salar el agua al principio de la cocción. Por ósmosis, el agua salada absorbe las sales minerales de los alimentos.

> Tampoco agregue bicarbonato de sodio al agua de cocción: esta técnica mantiene el bello color verde de las legumbres, pero destruye la vitamina C.

EN POCAS PALABRAS

\* La cocción cuenta tanto como los alimentos.

\* La cocción al vapor es la más simple y una de las más sanas que existen.

# testimonio

**ya no lucho conmigo misma**

"Mi madre es de origen mediterráneo, yo también. Tenemos curvas, ¡está inscrito en nuestros genes! Durante años luché contra la grasa para hacerla desaparecer: me imponía dietas de miedo, privándome incluso de verduras crudas y de legumbres. Mientras más entraba en ese proceso, más grande se volvía mi vientre. Hasta que consulté a un endocrinólogo, quien me explicó que la grasa era un tejido inteligente con múltiples funciones en el organismo, y que mientras más me privara de ella, más se vengaría almacenando reservas. Me volvió a enseñar a comer en función de mi perfil hormonal. Me sorprendió mucho porque podía comer alimentos ricos en azúcares, carne y muchas cosas buenas. Sobre todo, el endocrinólogo me orientó hacia el deporte. Efectivamente, comiendo más y moviéndome solamente un poco más, las cosas mejoraron. Actualmente ya perdí mis kilos de sobra. Sigo siendo regordeta, pero no puedo contra eso y a mi marido le gusto como soy. Ya no tengo faldas talla 46: bajé hasta la 42, y ¡eso cambia todo!".

# 41 »»

» ¿Piensa que su caso es desesperado, que su vientre aumenta cada día y que **nada funciona** para quitárselo? Probablemente no está utilizando las soluciones que le convienen.

»» Si sus hormonas intervienen, restablezca el equilibrio suavemente. **No dude en acudir a los profesionales** del deporte o a que le den masajes para reactivar la maquinaria: ¡a veces es necesaria la ayuda externa!

»»» En las páginas siguientes se le presentan todas las posibilidades **que pueden finalmente llevarla a la silueta que aspira.** Pruébelas antes de practicar la solución extrema: la cirugía estética.

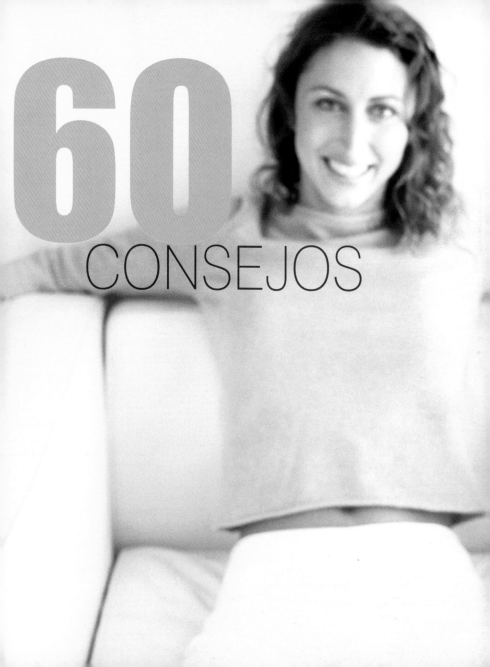

# 60
## CONSEJOS

**Tal vez a usted se le dificulta comer correctamente, y quizás eso inició desde hace demasiado tiempo como para que ahora se las arregle sola...**
**Una consulta con el nutricionista es necesaria si usted tiene la impresión de no dominar el contenido de su plato.**

# consulte a un nutricionista

## Un profesional de la alimentación

Un nutricionista es un especialista de la alimentación y en las consecuencias que provoca lo que uno ingiere. Es importante consultarlo, ya que no se trata de comer menos para consumir menos calorías, sino de comer mejor, en el último de los casos, en función de sus antecedentes o de su perfil hormonal alimenticio. Así, todos conocemos a personas que pueden comer cualquier cosa

● ● ●  PARA SABER MÁS

> La libreta de nutrición no es un objeto de castigo; es inútil esconderle cosas con el pretexto de que el médico puede regañarla. El objetivo es que considere sus excesos alimenticios (si los hay) no como errores, sino como dificultades a resolver.

> Por supuesto, la libreta no la hará adelgazar; anotar lo que se come no resuelve los problemas, pero permite ubicarlos y comprenderlos.

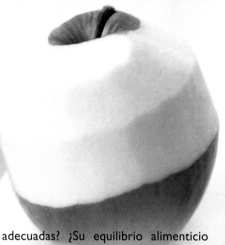

sin subir ni un gramo, mientras que otras engordan sólo con ver una hoja de lechuga. La ayuda de un nutricionista también es indispensable si usted sale de un largo periodo de dietas de todo tipo, ya que su organismo simplemente está bloqueado en la función de "almacenar".

## ¿Así que hay que apuntar también los cacahuates?

La primera cosa que le pedirá el nutricionista es anotar en una libreta de nutrición todo lo que consume. ¡TODO! Incluyendo un puñado de cacahuates, agua de limón o un trozo de media luna que le dio su colega. Así usted puede ver más claro al final de la semana: las cantidades consumidas, ¿corresponden a lo que se imaginaba? (A menudo no es el caso.) ¿Los ritmos son satisfactorios o se da usted cuenta de que está "picando" todo el día? ¿Están representados todos los grupos de alimentos y en cantidades adecuadas? ¿Su equilibrio alimenticio aparece en un día o en una semana o nunca? Como práctica, tome una libreta, haga tres columnas: "¿Dónde y cuándo?" "¿Qué?" y "¿Cuánto?", y llénelas a medida que vaya comiendo. El médico interpretará sus notas y le dará consejos valiosos.

> Por cierto, es necesario mantener esa libreta íntima de nutrición durante determinado tiempo para estudiar todas las facetas de su comportamiento alimenticio.

EN POCAS PALABRAS

✳ Un nutricionista ayuda a adaptar su alimentación a su cuerpo y a su personalidad.

✳ Llene una "libreta de nutrición" para saber lo que come realmente.

# 42 tómese el tiempo necesario

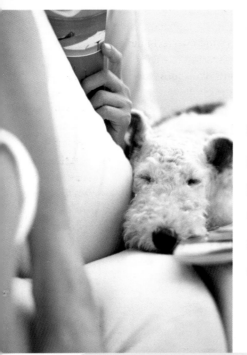

La esperanza de recuperar un vientre plano significa dotarse de los medios para lograrlo y, en particular, dedicarle un mínimo de tiempo. Es imposible pedir a su abdomen que cambie si usted misma no lo hace.

● ● ●  PARA SABER MÁS

> La precipitación, que consiste en añadir actividades a las actividades y alimentos a los alimentos, nunca ha favorecido la serenidad. Si usted está dentro de una espiral semejante, trate de detenerla.

> Esfuércese por ocuparse de su persona, cuide su cuerpo en general y su vientre en particular. Es usted quien debe dar el primer paso si desea verse mejor.

## Abandone al resto del mundo

Si usted no encuentra una media hora al día para hacer sus ejercicios o tomar un baño relajante, hay algo que no funciona bien en su vida. Por supuesto, debe trabajar, cuidar de la casa, asearse, dormir, ocuparse de los amigos, estar al pendiente aquí y allá... En resumen, es fácil olvidarse en ese contexto. Tiene que tomar conciencia de que ocuparse de usted implica un detrimento de otras actividades. Deberá dejar de pensar en el resto del mundo durante una temporada. Si se siente incapaz o considera que es una pérdida de tiempo (que en lugar de eso usted podría trabajar, por ejemplo), es buen momento para plantearse algunas preguntas sobre el sentido de la vida. Efectivamente, si usted agrede a su cuerpo, éste le pagará inflamándose o imponiéndole un hambre feroz.

## Los tratamientos nocturnos: una esperanza

Comience por tomar la decisión y anúnciela a sus allegados: "todas las noches, de tal a tal hora, deseo que no me interrumpan". A menudo, sus seres queridos comprenden perfectamente esa necesidad y finalmente la dejan sola en el baño o afuera paseándose tranquila. Relajarse en la bañera, caminar en la puesta del sol, darse masaje en los pies, escribir un diario íntimo... Todas esas actividades permiten una relajación profunda y una toma de conciencia de su propia existencia.

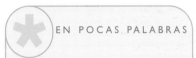

EN POCAS PALABRAS

* Tómese el tiempo de pensar en usted.

* Otórguese por lo menos una media hora al final del día para usted sola.

* Cuide su cuerpo si no quiere que éste se vengue.

> Al principio, quizá deberá hacer un esfuerzo para ocuparse de su cuerpo. ¿Prefiere apoltronarse a ver la televisión en lugar de soñar despierta en la bañera o en su cama? Error. Recuerde esta frase de psiquiatra: "un cuerpo tiranizado se convierte rápidamente en un tirano".

**43**

**tome cafeína**

¿Y si beber café (sin azúcar, ¡por supuesto!) adelgazase? Pues sí, ¡incluso sin cambiar nada de su alimentación ni de sus costumbres! Sin embargo, hay que tener cuidado: la cafeína que contiene no es una sustancia insignificante.

## Sin caer en el exceso

La cafeína aumenta el gasto calórico durante el reposo. En efecto, activa la producción de calor y, por lo tanto, la combustión de calorías. Con algunas excepciones, nuestro cuerpo está "en reposo" la mayor parte del tiempo. Es interesante saber que en esas condiciones quemamos aproximadamente una caloría por minuto y que, con la acción de la cafeína, esa tasa aumenta aproxima-

●●● P A R A  S A B E R  M Á S

> En las farmacias existe un café enriquecido con guaraná y cromo (*véase* Consejo 37) que es un concentrado de cafeína. Cuidado con los efectos secundarios, los cuales no son despreciables en función de su propio umbral de tolerancia: ansiedad, insomnio, palpitaciones, diarrea, acidez estomacal, etcétera.

> También puede pedir, en algunas tiendas naturistas, la preparación de cápsulas de gel de cafeína, si no le gusta el sabor del café. En ese caso, evite rebasar la dosis de 150 miligramos por día (el equivalente a dos tazas y media).

amente en 10% durante las horas que
guen a su consumo. Eso no es despre-
able, si lo vamos sumando. Las investi-
ciones realizadas son muy rigurosas. El
nico problema es que, al parecer, a par-
r de un promedio de cinco tazas al día,
parece el efecto inverso. Por lo tanto,
ate de no beber demasiado.

## Cómo adelgazar durmiendo?

s obvio que un vientre plano sólo se
btiene conjugando una alimentación
decuada y ejercicio regular. Pero durante
l tiempo que resta, piense que el sim-
le hecho de beber té o café aumenta su
asto calórico. Los alimentos que aportan
afeína son el café, el té, el guaraná, el
ate, el chocolate y los refrescos de cola.
lo les agregue azúcar porque perdería
odo el beneficio de la cafeína. Cuidado
on la cafeína si sufre de migrañas o pro-
lemas cardíacos, si es diabética, está
mbarazada o amamantando.

En el caso de las cremas adelgazantes
on cafeína, parece que el principio activo
o tiene los mismos inconvenientes. En
fecto, al utilizarse localmente, no pasa a la
angre. ¡Incluso ciertas medias contienen
icrogotas de cafeína adheridas a las
bras!

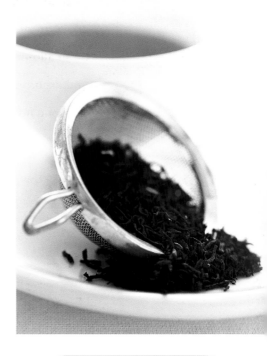

EN POCAS PALABRAS

* La cafeína aumenta el gasto
energético en reposo.

* Esta sustancia es muy activa y
presenta efectos secundarios
para las personas sensibles.

* Las cremas adelgazantes que
contienen cafeína resultan eficaces si son ricas en este ele-
mento y están bien formuladas.

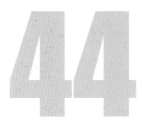

**44**

## estimule
## sus músculos

Los aparatos que estimulan los músculos pueden ser complementos útiles para un programa de ejercicios físicos. No hacen milagros, pero ayudan a tonificar el abdomen maltratado por los embarazos.

### ¡Para ser bella hay que sufrir!

La electroestimulación es, como lo dic su nombre, una estimulación eléctrica d los músculos. El objetivo es desarro llarlos, pero en realidad permite, sobr todo, no fundirse como nieve al sol. Si embargo, para lograr una eficacia inclus mínima, las intensidades de corrient deben ser bastante elevadas: los atleta que utilizan ese tipo de aparato real mente sufren, bajo la mirada atenta de s

●●● P A R A  S A B E R  M Á S

> Algunas personas confunden electroesti-mulación con electrolipólisis. Esta última, que significa "destrucción de grasa", no tiene relación con la estimulación muscu-lar. Se trata de insertar agujas bajo la piel.

> Unidas a un pequeño motor, esta agujas lanzan impulsos para desalo jar la grasa de los aditositos. Est tipo de tratamiento normalmente e indoloro, y la mejora se torna visibl a condición de que la electrolipóli sis se adapte a su caso particular.

entrenador. La frecuencia varía de 50 a 70 hertz y los tiempos de contracciones van de 1 a 5 segundos. Las sesiones bien llevadas pueden dar excelentes resultados para conseguir de nuevo un vientre con tono muscular después de un embarazo, siempre y cuando se sigan los consejos de un profesional y no se haga sin ton ni son. El gran interés por esos aparatos es que hacen trabajar músculos difíciles de movilizar con ejercicios físicos.

## Un aparato de buena calidad

Es indispensable invertir lo suficiente en un aparato de buena calidad; en caso contrario, los resultados no estarán a la altura de sus esperanzas. Es muy simple, pero se necesita, por ejemplo, que las pastillas autoadheribles que mantienen los electrodos en su piel sigan adhiriéndose después de cinco sesiones. Por otra parte, pida consejo a un fisioterapeuta antes de decidir la compra de dicho aparato. También pregúntele sobre el lugar exacto donde debe pegar los electrodos; estos últimos deben estar posicionados correctamente, es decir, encima de las inserciones musculares. Nunca utilice un aparato de electroestimulación sobre un músculo dañado o si usa un marcapasos.

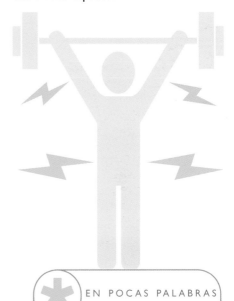

> Inversamente a las técnicas quirúrgicas, las técnicas médicas aspiran el contenido de las células grasas, pero no las destruyen. Por lo tanto, si usted no cambia las causas, las consecuencias vuelven a aparecer rápidamente: las células grasas se llenan de nuevo.

EN POCAS PALABRAS

∗ Pida consejo a un fisioterapeuta antes de utilizar un aparato de electroestimulación.

∗ Para obtener los resultados esperados, es indispensable invertir en un aparato de buena calidad.

# 45

## practique la bicicleta en el aire

El pedaleo, un gran clásico para hacer trabajar los abdominales, nos hacía sufrir desde las clases de gimnasia de la escuela. ¡Retome esta actividad con más interés que cuando era una niña indisciplinada!

### Más vale falso que verdadero

La bicicleta es probablemente uno de los ejercicios más eficaces de todos, y uno de los más fáciles de practicar. Separe claramente los movimientos: inhale al alejar los pies, exhale al acercarlos, ya que en este ejercicio la respiración es particularmente importante. Contraiga el vientre en el momento de la exhalación. Se puede realizar el mismo ejercicio en sentido contrario. ¿Con qué objetivo? Con ninguno, pero parece que está de moda. Hay que observar que, curiosamente, el pedaleo en una bicicleta verdadera ¡no hace trabajar los abdominales!

## Pedalear por su abdomen

Colóquese boca arriba, con las manos detrás de la cabeza, las piernas flexionadas y los pies en el suelo. Pedalee en series de aproximadamente veinte rotaciones, siempre contrayendo el vientre. Al final del ejercicio, junte pies y piernas por encima del tronco, luego repose los pies. Si no puede realizar este ejercicio sin despegar la espalda baja, levante las piernas. Mientras más altos estén los pies, más fácil le será ejecutar el ejercicio. Mientras más difícil le resulte, ¡más eficaz será!

## Tijeras y más tijeras

Y las tijeras, ¿se acuerda? Adopte la misma posición de partida, pero en lugar de pedalear sus piernas extendidas deben cruzarse y descruzarse en pequeños intervalos verticales o laterales. Como en el caso del pedaleo, parta de arriba y descienda lo más abajo posible sin despegar la espalda baja. Este ejercicio es eficaz pero delicado. Lo ideal es terminar con las piernas horizontales sin provocar dolores de dorso.

● ● ●  PARA SABER MÁS

> Los ejercicios abdominales más eficaces son también los que más duelen.

> Si se siente atlética, aumente la dificultad. Por ejemplo, realice "8" con los pies en lugar de un pedaleo simple.

> Concéntrese sobre todo en la ejecución correcta del movimiento, de otro modo, corre el riesgo de cansarse, con un resultado nulo, y de lastimarse la espalda.

EN POCAS PALABRAS

* Trabaje con fuerza, ¡no se consienta!

* No realice menos de veinte series por sesión.

# 46 desbloquee el *hara*

**La medicina china tiene mucho que enseñarnos. Especialmente el *hara*, una zona situada arriba del ombligo, debe desbloquearse para dejar circular la energía.**

**El *hara* que ríe:** el *hara* es conocido por los adeptos de la medicina china y por quienes practican artes marciales. Ubicado justo encima del ombligo, es simplemente el centro del cuerpo donde la energía (el *qi*) se concentra, ¡nada más y nada menos! Cuando el *hara* se anuda, y el vientre se infla y se rebela, la energía ya no circula. Si eso sucede, se siente. ¡Desbloquee urgentemente la situación!

**Verse el ombligo:** el *qi gong* posee un ejercicio específico para dialogar con su *hara*. Basta con sentarse en el borde de una silla, con la espalda derecha y los ojos cerrados. Las rodillas deben estar separadas, paralelas a los hombros, los pies plantados en el suelo. Coloque su mano izquierda sobre los muslos, con la palma volteada hacia el exterior, luego coloque la mano derecha por encima (palma hacia el interior). Respire entonces muy lenta y profundamente. Imagine un cielo sin nubes concentrándose en su ombligo hasta sentir calor.

● ● ● PARA SABER MÁS

> El *qi gong* se basa en las teorías de la acupuntura. Todo el mundo puede practicarlo, sin distinción de edad o de condición física.
> Simplemente es obligatorio sincronizar las posturas con la respiración. Por cierto, la palabra *Qi* designa el soplo y el aire.

EN POCAS PALABRAS

✳ Para la medicina china, toda la energía se bloquea cuando se anuda el *hara*.

✳ Un ejercicio simple de *qi gong* puede hacer circular de nuevo la energía.

# 47 hágase una cura de talasoterapia

**¡Nada como una cura de talasoterapia para mejorar el ánimo y perder vientre! Póngase en manos del mar y llénese de yodo, calma e ideas dietéticas.**

**Una verdadera terapia:** en la talasoterapia, el yodo aumenta el metabolismo basal; quienes la practican han constatado su efecto diurético, así como una mejoría en los trastornos digestivos... Por otra parte, los tratamientos individuales y la simple caminata en agua marina caliente aumenta la presión en las venas, reactiva la circulación y elimina el agua del cuerpo. ¡Con efecto antirretención garantizado!

**¡Una semana sólo para usted!** Elija una semana "adelgazante", "circulación" o "antiestrés", según su problema principal. La combinación de baño burbujeante (las burbujas dan masaje al cuerpo y estimulan las funciones digestivas); ducha de chorro (el agua reafirma y mejora la circulación); envoltura de algas y sudoración (el calor favorece la eliminación de toxinas a través de la piel), gimnasia acuática (que combina los efectos de ejercicios y abdominales), es realmente revitalizante.

● ● ● PARA SABER MÁS

> Una cura de talasoterapia es una combinación de elementos benéficos. Aparte del agua de mar, hay que tomar en cuenta otros ingredientes...

> Las algas son un concentrado de vitaminas y minerales, mientras que el aire marino transporta sustancias benéficas en forma de aerosol.

EN POCAS PALABRAS

✳ Una cura de talasoterapia anima y revitaliza profundamente.

✳ El agua de mar, las algas y el aire marino se combinan para volverla a poner en forma.

✳ Planee sus actividades y tome una semana de talasoterapia.

El plexo solar se bloquea cuando hay estrés o tensión. Gracias a los puntos de reflexología localizados en la palma de la mano y en la planta de los pies, usted puede relajarse y volver a hacer circular la energía.

# 48

## pruebe la reflexología

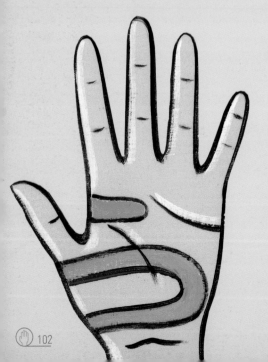

## Estimule el reflejo apropiado

Bajo el efecto del estrés, la energía bloqueada puede atascarse en la región abdominal, alterar la digestión y tensar el vientre. Las zonas reflejas que conciernen al abdomen se estimulan fácilmente en la mano, pero también considere un masaje en la planta de los pies. Esa simple práctica libera la tensión acumulada, que puede traducirse en un vientre inflamado y adolorido. Al estimular el punto "plexo" liberará el plexo solar, mientras que la zona "colon" facilitará su digestión. Cada vez que toque un punto sensible, adolorido o flojo, reduzca la presión.

## Plexo y colon, la misma batalla

Escoja un lugar tranquilo y póngase cómoda. Busque los puntos reflejos correspondientes al plexo (en caso de estrés) o al colon (en caso de digestión difícil), o bien a los dos. Prepárese trabajando la palma, luego presione las zonas específicas insistiendo un poco. Puede sentir un ligero dolor, que debe ceder al continuar el masaje. Para los pies, tome los dedos con la mano izquierda y presione la zona refleja del plexo solar con el dedo pulgar de la mano derecha. Efectúe ligeras rotaciones en ese punto en el sentido de las agujas del reloj.

● ● ●  P A R A   S A B E R   M Á S

> La reflexología es un tratamiento que incluye la presión sobre los puntos reflejos detectados en las manos y en los pies.

> Existe un mapa geográfico muy preciso del cuerpo, en el que cada punto es un pequeño espejo que refleja todo el organismo.

> La idea de la reflexología es que el cuerpo está dividido en zonas que atraviesan diez flujos de energía distintos. Cuando las corrientes de energía que circulan entre las zonas aumentan en ciertos puntos, crean una acumulación de energía (o un bloqueo). Eso origina dolores, desórdenes o malestares. Al estimular correctamente estos puntos, los bloqueos desaparecen y la energía circula de nuevo.

EN POCAS PALABRAS

\* Acostúmbrese a ubicar sus zonas reflejas sensibles.

\* Un ligero dolor es normal, pero debe desaparecer rápidamente.

# 49

## salte la cuerda

No se ha inventado nada mejor que saltar la cuerda para ejercitar los músculos del cuerpo en su conjunto, cuando y donde una quiera. Si eso la hace sonreír, recuerde que se trata de un verdadero deporte y, por lo tanto, pruébelo ¡aunque sea 30 segundos seguidos!

### Hay que saltar inteligentemente

Saltar la cuerda acelera la frecuencia cardiaca, desarrolla los músculos de las piernas y de los antebrazos, mejora el equilibrio, la respiración y la coordinación motriz, y ejercita los abdominales. Por lo tanto, es la herramienta ideal, a condición de saltar con inteligencia. Comience comprando una cuerda adecuada a su estatura: debe partir de las caderas y rozar el piso cuando la detenga por la empuñadura, con los codos pegados al cuerpo. Nunca se debe saltar la cuerda sin un buen par de zapatos que amortigüen la caída.

● ● ●  PARA SABER MÁS ─────────

> Entrénese en un lugar ventilado, sobre una superficie suave (una plataforma de madera o sobre la tierra). Evite el cemento, incluso si está cubierto por una esterilla.

> Si surgen dolores en los tobillos, en las pantorrillas o en las rodillas, asegúrese de que sus zapatos amortigüen suficientemente los saltos.

## Un verdadero programa de entrenamiento

Caliéntese caminando o corriendo durante algunos minutos. Si nunca ha saltado la cuerda, comience saltando de un pie al otro apoyándose en las puntas (no en los talones). A continuación, con los pies juntos y las rodillas ligeramente flexionadas, ejecute pequeños saltos. Aumente muy lentamente: al principio alterne fases de saltos lentos y de reposo, que deben ser de la misma duración. Con el tiempo deberá ser capaz de efectuar 100 saltos seguidos sin perder el aliento, después de cierto periodo contabilizará hasta 60 o 70 por minuto en un lapso de 2 a 3 minutos. Si todo funciona correctamente, puede combinar varias series de saltos y luego aumentar el número de saltos por minuto. Al final de la sesión siempre haga estiramientos de piernas para evitar los calambres.

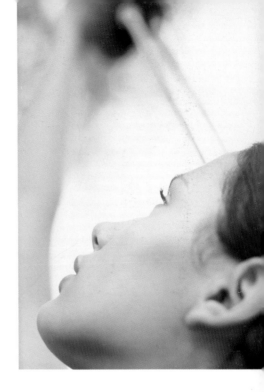

> Saltar la cuerda es un ejercicio intenso. Si no ha practicado algún deporte desde hace mucho tiempo, primero póngase en forma haciendo caminatas. Si tiene problemas cardiacos, pregunte a su médico antes de realizar un programa intensivo.

 EN POCAS PALABRAS

* Saltar la cuerda permite trabajar los abdominales.

* Comience con saltos lentos interrumpidos por largas fases de recuperación.

* Utilice siempre zapatos que amortigüen adecuadamente para proteger sus articulaciones.

# 50

## ingiera tirosina

Si está deprimida o el estrés le ha abierto el apetito, la tirosina puede calmarla y evitar el almacenamiento de calorías de estrés en el vientre.

### El baile de las grasas

La tirosina es una sustancia que permite al cerebro elaborar noradrenalina. Este mensajero envía al cerebro una señal de saciedad y permite utilizar las grasas de reserva. Parece que las personas deprimidas secretan la noradrenalina en cantidades menores, lo cual las incita a comer. Sin embargo, hay que tener cuidado: si bien es cierto que la tirosina

### ● ● ●  PARA SABER MÁS

> La tirosina es un aminoácido. Por lo tanto, el organismo reconoce y asimila perfectamente este complemento alimenticio.

> Sin embargo, este producto activo no se aconseja a quienes padecen de migraña, hipertensión, a las mujeres embarazadas o a las que están amamantando, y en caso de enfermedades cardiacas o cáncer.

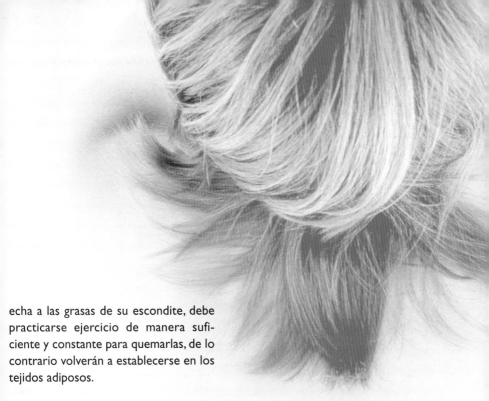

echa a las grasas de su escondite, debe practicarse ejercicio de manera suficiente y constante para quemarlas, de lo contrario volverán a establecerse en los tejidos adiposos.

## Ejercicio y más ejercicio

La tirosina se utiliza poco y no representa ningún peligro. Las dosis aconsejadas van de 500 a 1000 miligramos por día. La tirosina es eficaz en el marco de una dieta adecuada y en la práctica constante de un deporte. En esas condiciones, acelera la combustión de grasas y, sobre todo, permite restringir el apetito (22% menos según algunas investigaciones).

 EN POCAS PALABRAS

* La tirosina es un aminoácido que libera las grasas almacenadas en el organismo.

* Un suplemento de tirosina es conveniente para las personas deprimidas que tienden a encauzar su estrés hacia la comida.

**51**

## repare los estragos del parto

El parto pone a prueba los músculos del vientre. Sin embargo, no se recomienda concluir a la ligera que un programa intensivo de ejercicios resolverá el problema. Primero hay que ocuparse del periné.

### ¿Para qué sirve el periné?

El periné es un manojo de músculos unidos como una hamaca a la pelvis, al pubis y al sacro. Al contraerse, retiene la orina, los excrementos y los gases. Para cumplir apropiadamente con su función, el periné debe tener un buen tono muscular. Durante el embarazo y el parto sufre presiones y estiramientos extremos. Antes de lanzarse a hacer abdominales, es imperativo asegurarse de que el periné es capaz de contraerse. En caso contrario, a cada contracción de los músculos, la fuerte presión la obligará a desplomarse, lo que anularía todos sus esfuerzos por obtener un vientre plano.

### El ejercicio del ascensor

Imagine que el periné es un ascensor que puede subir cuatro pisos hasta el nivel de la cintura. Suba un piso y espere un segundo, luego suba de nuevo otro piso. Continúe así hasta el cuarto piso. Vuelva a bajar hasta el primer piso (no hasta la planta baja) antes de comenzar de nuevo. ¡No se ponga rígida ni apriete los glúteos!

## La cruz

Este ejercicio lo recomiendan los fisioterapeutas para recuperar el tono muscular en el vientre, el periné y los glúteos. Boca arriba, con las piernas dobladas y los brazos en cruz, levante la pelvis durante 5 segundos. Regrese a la posición del principio, relájese 10 segundos, luego vuelva a comenzar. Repita diez veces este movimiento.

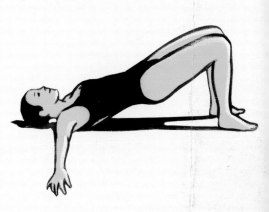

**Si tiene 50 años o más, practíquese un perfil endocrino. Un tratamiento hormonal bien llevado puede cambiarle la vida.**

**Testosterona, estrógenos y DHEA\*:** las hormonas se alteran durante la premenopausia y su desequilibrio provoca una distribución diferente de las grasas corporales. Estas últimas se instalan en la parte inferior del cuerpo, especialmente en el vientre, de donde es difícil desalojarlas. Se aconseja un tratamiento de reequilibrio hormonal, y no sólo con estrógenos, para evitar sinsabores tanto estéticos como médicos.

**¿Necesita hormonas?** El análisis estándar informa sobre las tasas de DHEA, de estradiol y de progesterona. También es posible medir la melatonina y el cortisol. El hombre también puede seguir un tratamiento de reequilibrio hormonal después de haber obtenido su tasa de DHEA y de testosterona. Consulte a un endocrinólogo para que lo oriente sobre su perfil. Nunca se autosuministre hormonas, ya que corre el riesgo de alterar todo su sistema hormonal, el cual funciona correctamente sin ayuda, con una precisión de reloj suizo.

\*Dehydroepiandrosterona

● ● ● P A R A   S A B E R   M Á S

> En algunos países, la seguridad social reembolsa el costo del análisis de sangre para identificar los índices hormonales.
> Siempre debe practicarse un análisis antes de tomar cualquier suplemento hormonal, y de nuevo unos cuantos meses más tarde para evaluar el impacto del tratamiento.

E N   P O C A S   P A L A B R A S

\* A partir de los 50 años hágase un perfil hormonal.

\* Un suplemento hormonal adecuado le hará recuperar su silueta anterior a la premenopausia.

# 53 haga 10 minutos de abdominales

**Se necesitan voluntad y motivación, pero el resultado será forzosamente gratificante y rápido. Diez minutos de abdominales al día, cuando usted quiera, pero sin pausas.**

**Contracción y relajación:** no hay misterios: al vientre hay que tensarlo, volverlo firme y musculoso. Para obtener el mejor resultado hay que alternar las contracciones y los estiramientos de los músculos. Estas fases de *stretching* deben proporcionar una verdadera sensación de bienestar: sobre todo, no hay que forzar el abdomen.

**En la práctica:** combine los ejercicios recomendados en este libro y repita las series varias veces seguidas. Comience y termine por la posición de estiramiento de abdominales. Acuéstese boca arriba, con los brazos juntos extendidos por encima de la cabeza, derechos, y las piernas juntas y extendidas. Los dedos de las manos y de los pies continúan el movimiento del cuerpo, como si quisieran alargarlo. Estírese en series de 5 a 8 segundos.

EN POCAS PALABRAS

* Para lograr resultados visibles, hay que trabajar los abdominales varios minutos al día.

* Alterne las contracciones y los estiramientos.

## 54

**Una serie de drenajes linfáticos practicados por un profesional siempre funciona para limpiar profundamente. Es indispensable cuando sabemos que estamos saturadas de toxinas, o si se tiende a combinar retención de agua y celulitis, lo cual nos aleja de nuestro objetivo "vientre plano".**

## haga que la linfa circule

### Evite los embotellamientos

La linfa recupera los desechos de nuestro organismo para purificarlo. Los ganglios sirven de estación de depuración. Por desgracia, contrariamente a la sangre arterial, esta sangre blanca no dispone de un corazón para propulsarla. La linfa circula lo mejor que puede a través de los microscópicos vasos, y si los músculos vecinos no se contraen, se estanca. Para evitar los atascos (y la aparición de nuevos depósitos de grasa...), haga ejerci-

● ● ●   P A R A   S A B E R   M Á S

> Linfa o sangre, todos nuestros fluidos sufren por la falta de actividad física. Las pobres venas que deben hacer subir la sangre hasta el corazón no siempre se estimulan lo suficiente, a tal punto que en Estados Unidos ya se habla de "edema del sillón".

> El simple hecho de caminar permite a un pie enviar 30 centímetros cúbicos de sangre hacia la pierna a cada paso. Por lo tanto, se recomienda una caminata diaria persistente.

cio y realice unas sesiones de drenaje linfático manual.

## Unas quince sesiones para obtener un buen resultado

Este masaje no tiene nada que ver con los movimientos del masaje muscular. Se trata de movimientos suaves y acompasados a lo largo del circuito linfático para ayudarlo. El fisioterapeuta comienza por los ganglios ubicados en la base del cuello, bajo el plexo y las axilas. Calma, relajación y sobre todo eficacia son el resultado, siempre que se tomen aproximadamente quince sesiones en poco tiempo. Algunos terapeutas afirman incluso que el drenaje linfático es el único medio verdaderamente interesante para perder la celulitis.

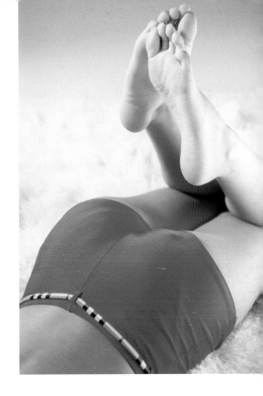

> El yoga, la danza, la gimnasia acuática, la natación y la bicicleta son también ejercicios perfectos para estimular la circulación sin maltratar las venas. Los deportes acuáticos se llevan el premio mayor: el agua externa "atrae" a la que está estancada en nuestro cuerpo por simple ósmosis.

EN POCAS PALABRAS

* Tome diez sesiones de drenaje linfático para reactivar la circulación.

* Oficialmente, sólo los fisioterapeutas practican este masaje.

* Muévase y camine, sobre todo para favorecer la circulación de la linfa y la sangre.

**55**

**tome DHEA**

Se sabe que la **DHEA** posee innegables propiedades antienvejecimiento. Sin embargo, poco se sabe de su capacidad para aumentar la masa muscular en detrimento de las grasas corporales.

El investigador Arthur Schwartz demostró que la **DHEA** impide que el cuerpo acumule zonas de almacenamiento.

## DHEA: la madre de las hormonas

Varias investigaciones en animales demuestran que la DHEA favorece la pérdida de peso, incluso sin dieta. Sin embargo, siempre se trata de fuertes dosis que, aplicadas al ser humano, podrían tener consecuencias nefastas. Pero incluso con las dosis recetadas, la DHEA posee cierta eficacia sobre el sobrepeso, y particularmente en las mujeres cuyo vientre está distendido tras

● ● ●  PARA SABER MÁS ───────

> La DHEA es una hormona secretada por las glándulas suprarrenales. Llamada también "la madre de las hormonas", se transforma según las necesidades del cuerpo en otras hormonas: progesterona, estrógeno, testosterona, etcétera.

> Al cabo del tiempo, producimos cada vez menos hormonas: la tasa cae aproximadamente 80% entre los 20 y los 70 años. Esta caída explicaría en parte la disminución de la masa muscular, característica del envejecimiento.

múltiples embarazos. Quita el hambre naturalmente, disuelve la grasa aumentando al mismo tiempo el volumen de los músculos: las calorías simplemente se transforman en calor en lugar de almacenarse.

## No hay milagros

La DHEA surtirá efecto exclusivamente si usted en verdad la necesita. E incluso en ese caso, no espere milagros. Sólo funciona combinar una dieta adecuada, actividad física y la DHEA, especialmente para estabilizar su peso. Un suplemento hormonal puede ayudar enormemente a las personas desanimadas... La posología comienza a partir de 20 miligramos por día, y puede llegar hasta 75 miligramos o más, según las necesidades.

> Un suplemento de DHEA tiene como objetivo paliar la deficiencia, pero obligatoriamente se necesita un monitoreo hormonal.

EN POCAS PALABRAS

* Si tiene más de 60 años, vigile su índice de DHEA.

* Consulte con su médico si necesita un suplemento.

* La DHEA está contraindicada en caso de cáncer hormonal.

# 56

## prepare la pre- menopausia

Si ya tiene cuarenta años y nunca ha tenido cuidado con lo que come ni ha pisado los gimnasios, es momento de poner en práctica un programa de prevención para mantener el vientre plano.

### Adopte los hábitos correctos

Cuando llega la premenopausia, las mujeres se quejan de tener un vientre prominente. ¡Incluso las que eran delgadas! Y es que, bajo la influencia hormonal, las vértebras se comprimen y la parte inferior de las costillas se aproxima a la pelvis. Matemáticamente, el vientre se acomoda donde puede, es decir, hacia delante. Como siempre es más fácil prevenir que curar, y particularmente en

●●● PARA SABER MÁS

> Durante esta importante etapa de la premenopausia, una de cada tres mujeres aumenta de peso. Y los kilos se ubican preferentemente en la parte inferior del cuerpo, ya que las hormonas femeninas, que abundaban antes y protegían contra este tipo de grasa, ya no cumplen con su papel.

> Piense que todo esto no ocurre de un día para otro, y que el cuerpo se prepara varios años antes de la llegada real de la menopausia.

este caso, adopte desde ahora los hábitos correctos que le permitirán limitar este proceso.

## Menos azúcar y más deporte

Ya es hora de evitar o eliminar todos los productos que contengan azúcar refinado. Mermeladas, tartas y otros alimentos azucarados se pagarán cada vez más caros en forma de celulitis. Y sobre todo, ¡hay que hacer ejercicio! Tenemos que cuidar sin tregua los abdominales, pero en realidad debe moverse todo el cuerpo. No sólo es el único medio de conservar una silueta esbelta, sino que es indispensable para mantener los huesos en buen estado. El conjunto estará más firme, usted se pondrá derecha y... su vientre no sobresaldrá.

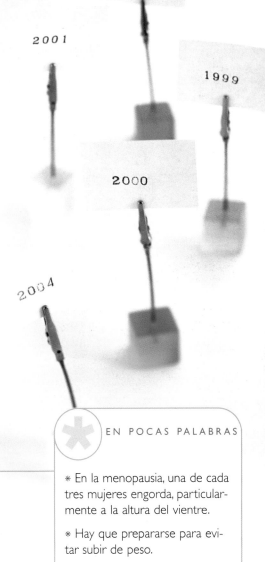

> **A partir de los 40 años tenga cuidado: reserve el consumo de alcohol para cuando salga con los amigos, reduzca las grasas y los azúcares y, sobre todo, inicie un programa de deporte si todavía no practica ninguno.**

### EN POCAS PALABRAS

* En la menopausia, una de cada tres mujeres engorda, particularmente a la altura del vientre.

* Hay que prepararse para evitar subir de peso.

* ¡Menos grasas y azúcar, más deporte!

**¿Ya probó todo y su vientre sigue irremediablemente flácido? Consulte a un cirujano plástico para saber si es candidata a una liposucción. Esta técnica ha evolucionado mucho y puede representar una solución aceptable.**

**¡Destruir los adipositos!** Las indicaciones de la liposucción son claras: no se trata de reducir un sobrepeso, sino únicamente de limitar el exceso adiposo localizado. Aproximadamente, sólo 20% de la masa grasa es accesible a la cirugía. El objetivo es destruir los adipositos (células grasas) con ayuda de una cánula que se introduce bajo la piel.

**Pesos y medidas.** ¡Cuidado!: la liposucción es una verdadera intervención quirúrgica. No la considere si no cuida su alimentación, pues se sabe que pueden formarse nuevos adipositos después de la operación cuando se vuelve a almacenar grasa. Después de la liposucción, deberá llevar vendas compresivas durante varias semanas.

●●● PARA SABER MÁS

> La liposucción apareció en 1977 con Fisher, quien realizó un "fresado" interno para triturar los tejidos adiposos, pero no fue sino hasta 1981 que Fournier mejoró realmente el método con la cánula.
> Se retiran cantidades promedio de 1 a 1.5 litros; no se debe rebasar un total de 3 litros.

EN POCAS PALABRAS

\* La liposucción es recomendable para eliminar un exceso adiposo localizado, como el vientre flácido.

\* No se debe realizar una liposucción si no se mejoran tanto la dieta como el modo de vida.

# 58 pida ayuda al cirujano

En ciertos casos, la cirugía puede ser el último recurso disponible para recuperar al fin un vientre firme, plano, flexible. Pero reflexione seriamente antes de lanzarse a ese proyecto.

**Plastía abdominal:** si sus esfuerzos en el plano alimenticio y físico no han dado ningún resultado, si su balance hormonal es normal y su vientre parece definitivamente un bolso, su último recurso es la lipectomía o plastía abdominal. Con anestesia general, el cirujano retira el excedente de piel, elimina el exceso de grasa y reforma una banda abdominal firme.

**Convalecencia bajo supervisión:** esta operación se aconseja, sobre todo, a las mujeres que tuvieron varios embarazos y no han logrado recuperar un vientre "normal". La hospitalización dura varios días. Son indispensables algunas sesiones de drenaje linfático durante la convalecencia, la cual debe prolongarse hasta un mes, dependiendo del caso.

EN POCAS PALABRAS

* En ciertos casos precisos, la cirugía repara los vientres estropeados por los embarazos o las dietas excesivas.

* Elija bien al cirujano, de cualquier manera, ¡se trata de una operación!

# 59

## ...y se hará la luz

Al acercarse el invierno, algunas personas se muestr[an] muy sensibles a la falta de luz y desarrollan una verdadera depresión llamada **SAD** (*Seasonal Affecti*[ve] *Disorder*). Una de sus características es la propensió[n] a comer desaforadamente, lo que conlleva a la formación de un vientre redondo.

### Y se hizo la luz

Cuando hay luz insuficiente, nuestro cerebro secreta menos serotonina, una sustancia que frena el apetito. Las víctimas de SAD tienen sólo dos cosas en la cabeza: dormir y comer. Por supuesto, no se inclinan por las zanahorias rayadas, sino más bien por las galletas y chocolates. Para remediar esto existen dos soluciones: un viaje al trópico para llenarse de luz o una cura de fototerapia.

●●● PARA SABER MÁS

> Los países nórdicos conocen la depresión estacional desde hace mucho tiempo y la curan naturalmente por medio de terapias de luz.

> Efectivamente, como la falta de sol se prolonga durante seis largos meses cerca de los polos, todos los habitantes de esas regiones terminan viéndose afectados por la falta de energía, la necesidad de dormir y la atracción desenfrenada por las golosinas.

Automáticamente, a la semana de comenzar el tratamiento, el índice de serotonina aumenta y el apetito disminuye.

## Fuentes de luz

No se trata de exponerse a reflectores de discoteca ni a neones de piscina. La fototerapia, que durante mucho tiempo se circunscribió al cerrado círculo de los hospitales, reproduce fielmente el espectro luminoso natural. Para lograrlo, se necesita que las lámparas empleadas alcancen los 2 500 lux (o el equivalente de la luminosidad de un ventanal que reciba el sol de modo directo). Tales lámparas existen desde hace mucho tiempo para equipar las peceras de los acuarios, pero también se encuentran en el mercado bombillas especiales o incluso aparatos de fototerapia. Una cura de luz a razón de una hora de exposición al día durante una semana deberá bastar para pasar serenamente el invierno.

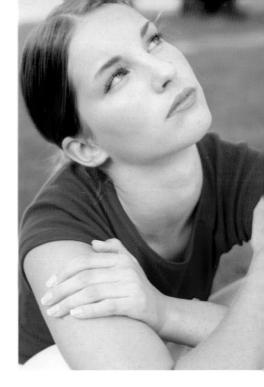

> Esta técnica se está utilizando con gran éxito. Pero no funciona más que con el espectro luminoso completo: este último se materializa con el arco iris, mientras que las bombillas clásicas, incompletas, sólo reproducen las ondas representadas por el rojo-naranja.

 EN POCAS PALABRAS

* La falta de luz puede causar una forma de depresión.

* La fototerapia se utiliza para curar estas depresiones llamadas también "estacionales".

* Usted puede hacer que le receten sesiones de fototerapia o bien comprar un aparato.

# 60 invierta en un entrenador personal

Un entrenador personal es la solución elegida por muchos artistas para estar en forma y... con formas. Esta idea ha venido difundiéndose y no es inaccesible, sobre todo si la comparte con una amiga.

**Sus consejos, su personalidad, sus avances:** si su vientre necesita ponerse completamente en forma pero usted no lo ha trabajado desde hace años, un programa personalizado puede resultarle útil. Consulte a un fisioterapeuta (sobre todo si presenta ciertas debilidades, como fragilidad en los tendones o dolores en la espalda), quien le indicará los ejercicios que debe practicar, o bien solicite los servicios de un entrenador deportivo.

**Recurra a su propio asesor:** la mayor parte de los gimnasios ya ofrecen un "seguimiento personalizado", con un asesor deportivo siempre a su disposición. En algunos, usted puede tener incluso sesiones personalizadas con dicho asesor. También puede acudir a su domicilio para perfeccionar un programa de ejercicios sólo para usted.

● ● ● PARA SABER MÁS

> La fórmula *coaching* está de moda, a tal punto que en ciertos gimnasios sólo ofrecen este tipo de servicios.

EN POCAS PALABRAS

\* No hay nada como un instructor para ejercitar los músculos correctos.

\* Los entrenadores personales están cada vez más al alcance de la gente, y pueden ser un buen método para recuperar un vientre plano.

# testimonio

**¡la DHEA me ayudó a adelgazar el vientre!**

"Desde la menopausia, por más que continuaba con mis actividades físicas intensivas, no llegaba a perder el vientre. Sin embargo, siempre hice deporte y seguí consejos de vida saludable para conservarme en forma. Mi médico me recomendó probar la DHEA, explicándome que la respuesta a mi problema, al tener un origen hormonal, sólo podía ser hormonal. Desde que la tomo he perdido grasa, y siento que mi actividad física es mucho más eficaz. Me siento mejor y mi libido es bastante superior. A menudo hablo de esto con mis amigas: no basta con tomar DHEA, hay que tener una buena salud... todo un conjunto de cosas para sentirse bien. En todo caso yo, que soy muy deportista, veo que gracias a la DHEA me recupero más rápidamente, sufro menos infecciones, y ya no me da un cansancio repentino a media mañana. Todo sucede como si mi cerebro le dijera a la DHEA: '¡Soy joven! ¡Haz lo necesario para que me sienta bien, con ánimo y alerta!' Y lo principal: ¡mi vientre disminuyó!"

# guía de plantas medicinales

En esta tabla hemos incluido los nombres científicos de cada planta para que usted pueda conseguirlas en cualquier región de América Latina, independientemente de sus nombres comunes locales.

| Nombre común | Nombre científico | Nombre común | Nombre científico |
|---|---|---|---|
| ajedrea | *Satureja hortensis* | majuelo | *Crataegus monogyna* |
| álamo | *Populus nigra* | malva | *Malva sylvestris* |
| álamo temblón | *Populus tremuloides* | mandarina | *Citrus reticulata* |
| alcaravea | *Carum carvi* | manzanilla | *Matricaria recutita* |
| algarrobo | *Prosopis spp.* | mate | *Ilex paraguensis* |
| angélica | *Angelica archangelica* | mejorana | *Origanum majorana* |
| anís verde | *Pimpinella anisum* | melisa | *Melissa officinalis* |
| arraclán | *Rhammus frangula* | menta o hierbabuena | *Mentha piperita* |
| balsamita | *Tanacetum balsamita* | naranjo o naranja | *Citrus sinensis* |
| bergamota | *Citrus bergamia* | nux vomica | *Strychnos nux-vomica* |
| borraja | *Borago officinalis* | ñame mexicano o wild yam | *Dioscorea composita* |
| café | *Coffea arabica* | onagra | *Oenothera biennis* |
| cáscara sagrada | *Rhammus purshiana* | orégano | *Lippia graveolens,* |
| castaña de Indias | *Aesculus hippocastanum* | | *Origanum vulgaris* |
| cedro del Atlas | *Cedrus atlantica* | palma kitul | *Caryota urens* |
| cilantro | *Petroselinum crispum* | pasiflora o | *Passiflora spp.* |
| ciprés | *Cupressus sempervirens* | maracuyá | |
| coca de Levante | *Cocculus indicus,* | pimiento | *Capsicum spp.* |
| | *Anamirta cocculus* | (guindilla, ají, chile) | |
| comino | *Cuminum cyminum* | pino | *Pinus spp.* |
| corazoncillo o hipérico | *Hypericum perfoartum* | romero | *Rosmarinus officinalis* |
| eleuterococo | *Eleutherococcus senticosus* | salvado de trigo | *Triticum aestivum* |
| enebro | *Juniperus communis* | salvia | *Salvia officinalis* |
| eneldo | *Anethum graveolens* | sándalo | *Santalum album* |
| eucalipto | *Eucalyptus globulus* | sauce o huejote | *Salix spp.* |
| eucalipto de limón | *Eucalyptus citriodora* | sen, hoja | *Senna angustifolia* |
| flor de saúco | *Sambucus nigra,* | stevia | *Stevia rebaudiana* |
| | *S. mexicana* | té verde | *Camellia sinensis* |
| geranio | *Pelargonium graveolens* | tilo o flor de tila | *Tilia platyphyllos,* |
| ginseng | *Panax ginseng* | | *Tilia mexicana* |
| guaraná | *Paullinia cupana* | tomillo | *Thymus vulgaris* |
| hamamelis | *Hamamelis virginiana* | toronjil | *Agastache mexicana* |
| hinojo | *Foeniculum vulgare* | valeriana | *Valeriana officinalis* |
| hisopo | *Hyssopus officinalis* | verbena olorosa o | *Verbena officinalis,* |
| jengibre | *Zingiber officinale* | hierba luisa (en México, | *Aloysia triphylla* |
| lavanda | *Lavandula angustifolia* | la verbena olorosa o | |
| lino o linaza | *Linum usitatissimum* | hierba luisa se le conoce | |
| lúpulo | *Humulus lupulus* | como té cedrón) | |
| limón | *Citrus limonium* | vid roja | *Vitis vinifera* |

*spp.*: abreviatura en latín de especies.

# índice alfabético

# Marabout...

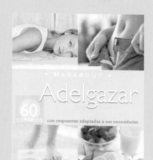

### MARABOUT
## Adelgazar
**60 consejos** con respuestas adaptadas a sus necesidades

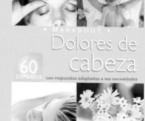

### MARABOUT
## Dolores de cabeza
**60 consejos** con respuestas adaptadas a sus necesidades

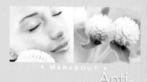

### MARABOUT
## Anti-alergias
**60 consejos** con respuestas adaptadas a sus necesidades

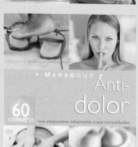
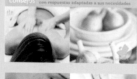

### MARABOUT
## Anti-dolor
**60 consejos** con respuestas adaptadas a sus necesidades

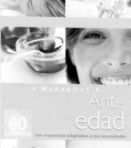
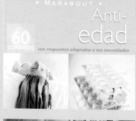

### MARABOUT
## Anti-edad
**60 consejos** con respuestas adaptadas a sus necesidades

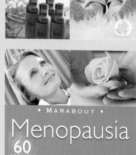
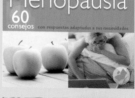

### MARABOUT
## Menopausia
**60 consejos** con respuestas adaptadas a sus necesidades

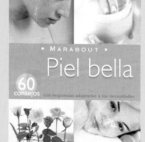

### MARABOUT
## Piel bella
**60 consejos** con respuestas adaptadas a sus necesidades

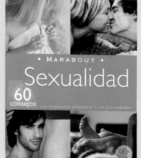

### MARABOUT
## Sexualidad
**60 consejos** con respuestas adaptadas a sus necesidades

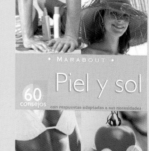

### MARABOUT
## Piel y sol
**60 consejos** con respuestas adaptadas a sus necesidades

# créditos

Traducción y adaptación:
Ediciones Larousse con la colaboración del Instituto Francés de América Latina (IFAL) y de Claudia Riva Palacio.

Revisión técnica en plantas medicinales:
Biólogos Miguel Ángel Gutiérrez Domínguez y Yolanda Betancourt Aguilar.
Jardín Botánico Universitario de Plantas Medicinales de la Universidad Autónoma de Tlaxcala.

Créditos fotográficos:
Fotografías de portada: sup. der. B. Shearer/Option Photo, sup. izq. M. Möllenberg/Zefa, inf. izq. P.Verdi/Option Photo, inf. der. Neo Vision/Photonica. p. 9, O. Graf/Zefa; p. 11, M. Möllenberg/Zefa; pp. 12-13, M. Möllenberg/Zefa, pp. 17, 33, 35, 40, 43, 45, 63, 65, 73, 81, 91, 92, 117, Neo Vision/Photonica; p. 19, Holz/Zefa; p. 23, H. Winkler/Zefa; p. 25, © Akiko Ida; p. 29, E. MC Conell/Pix; p. 31, M.Thomsen/Zefa; p. 37, T. Hoenig/Zefa; p. 39, Per Magnus Persson/Photonica; p. 47, P.Verdi/Option Photo; p. 51, Pinto / Zefa; p. 53 Emely/Zefa; p. 55, Gulliver/Zefa; p. 57, Miles/Zefa; p. 59, Emely/Zefa; p. 66, R. Daly/Stone; p. 71, © Akiko Ida; p. 75, Gulliver/Zefa; pp. 76-77, Star/Zefa; p. 83, G. Girardot/Marie Claire; p. 84, Emely/Zefa; pp. 88-89, Pinto/Zefa; p. 95, © Akiko Ida; p. 105, M. Möllenberg/Zefa; p. 107, Miles/Zefa; p. 113, Miles/Zefa; p. 121, M. Möllenberg/Zefa.

Ilustraciones: Marianne Maury Kaufmann para las páginas 14-15, 26-27, 60-61, 98-99, 102-103 y 108-109.

EDICIÓN ORIGINAL
Responsable editorial: Caroline Rolland y Delphine Kopff
Dirección de la colección: Marie Borrel
Coordinación: Marine Barbier
Dirección artística: Guylaine Moi
Realización: G & C MOI
Iconografía: Alexandra Bentz y Guylaine Moi

Título original: Ventre plat
D. R. © MMII Hachette Livre (Hachette Pratique)
D. R. © MMVI Ediciones Larousse S.A. de C.V.
        Londres núm. 247, México, 06600, D.F.
ISBN 2-012-36650-3 (Hachette Livre)
ISBN 970-22-1297-9 (Ediciones Larousse S. A. de C.V.)

SEGUNDA REIMPRESIÓN DE LA PRIMERA EDICIÓN – III / 06

Marabout es una marca registrada de Hachette Livre

Esta obra no puede ser reproducida, total o parcialmente, sin autorización escrita del editor.

Impreso en México – Printed in Mexico

VERSIÓN PARA AMÉRICA LATINA
Dirección editorial: Amalia Estrada
Asistencia editorial: Lourdes Corona
Coordinación de portadas: Mónica Godínez
Asistencia administrativa: Guadalupe Gil

Sí desea más información sobre plantas medicinales, puede acudir a:
Red Mexicana de Plantas Medicinales y Aromáticas S.C., Hierbas Orgánicas de México S.A.

Herboristería Internacional La Naturaleza, Leonarda Gómez Blanco 59, Lote 6 manzana 2, Fracc.Villa Ribereña, Acxotla del Río Totolac, Tlaxcala. C.P. 90160
Tels. (241) 41 85 100, (246) 46 290 73, (222) 232 73 60
www.redmexicana.cjb.net
www.herbolariamexicana.org
Jardín Botánico Universitario de Plantas Medicinales
Secretaría de Investigación Científica, Universidad Autónoma de Tlaxcala, Av. Universidad No. 1, C.P. 90070 Tlaxcala, Tlaxcala
Tel. (246) 46 223 13 hierbas@prodigy.net.mx

# es tu secreto

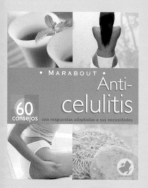

**· MARABOUT ·**
Anti-
celulitis
**60 consejos** con respuestas adaptadas a sus necesidades

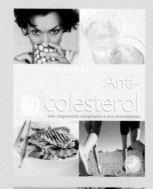

**· MARABOUT ·**
Anti-
colesterol
**60 consejos** con respuestas adaptadas a sus necesidades

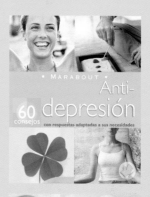

**· MARABOUT ·**
Anti-
depresión
**60 consejos** con respuestas adaptadas a sus necesidades

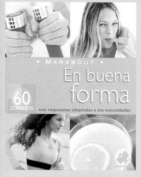

**· MARABOUT ·**
En buena
forma
**60 consejos** con respuestas adaptadas a sus necesidades

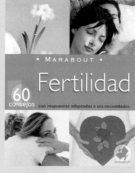

**· MARABOUT ·**
Fertilidad
**60 consejos** con respuestas adaptadas a sus necesidades

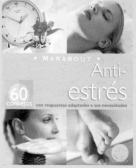

**· MARABOUT ·**
Anti-
estrés
**60 consejos** con respuestas adaptadas a sus necesidades

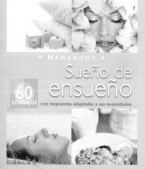

**· MARABOUT ·**
Sueño de
ensueño
**60 consejos** con respuestas adaptadas a sus necesidades

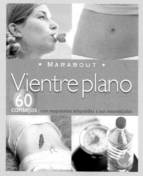

**· MARABOUT ·**
Vientre plano
**60 consejos** con respuestas adaptadas a sus necesidades

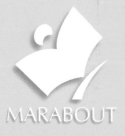

MARABOUT